SCHOCK UND PLASMAEXPANDER

SCHOCK UND PLASMAEXPANDER

Bericht über die Arbeitstagung der Deutschen Gesellschaft
für Anaesthesie und des Berufsverbandes Deutscher Anaesthesisten
am 26. und 27. Januar 1963 in Frankfurt am Main

Herausgegeben von

K. HORATZ und R. FREY

MIT 60 ABBILDUNGEN

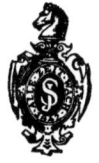

SPRINGER-VERLAG
BERLIN · GÖTTINGEN · HEIDELBERG
1964

ISBN-13: 978-3-540-03210-6 e-ISBN-13: 978-3-642-88143-5
DOI: 10.1007/978-3-642-88143-5

Alle Rechte, insbesondere das der Übersetzung in fremde Sprachen,
vorbehalten

Ohne ausdrückliche Genehmigung des Verlages ist es auch nicht gestattet,
dieses Buch oder Teile daraus auf photomechanischem Wege
(Photokopie, Mikrokopie) oder auf andere Art zu vervielfältigen

© by Springer-Verlag OHG. Berlin · Göttingen · Heidelberg 1964
Library of Congress Catalog Card Number 64—14615

Die Wiedergabe von Gebrauchsnamen, Handelsnamen, Warenbezeichnungen usw. in diesem Werk berechtigt auch ohne besondere Kennzeichnung nicht zu der Annahme, daß solche Namen im Sinn der Warenzeichen- und Markenschutz-Gesetzgebung als frei zu betrachten wären und daher von jedermann benutzt werden dürften

Vorwort

Das diesjährige Thema der wissenschaftlichen Tagung der Deutschen Gesellschaft für Anaesthesie lautete ,,Schock und Plasmaexpander". Es sollte eine Fortsetzung des Symposions über ,,Schock" in Stockholm 1961 sein. Ich bin Herrn SCHNEIDER für sein pathophysiologisches Referat sowie Herrn LINDNER für seine morphologischen Untersuchungen sehr dankbar. Sie geben mit dem klinischen Referat von Herrn EUFINGER die nötige Diskussionsgrundlage für die darauffolgenden Vorträge über Anwendung der verschiedenen Plasmaexpander und deren Verbleib im menschlichen Organismus. Ich glaube, daß das vorliegende Buch jeden Anaesthesisten einen weiteren Schritt vorwärts bringt, wenn auch noch viele Fragen offen bleiben mußten. Aus verlegerischen Gründen war es mir leider nicht möglich, die gesamte Diskussion in diese Monographie aufzunehmen.

Hamburg, im Juli 1963   K. HORATZ

Inhaltsverzeichnis

Zur Pathophysiologie des Schocks (M. SCHNEIDER, Köln) 1

Morphologische Untersuchungen über das Schicksal von Plasmaexpandern (J. LINDNER, Hamburg) 23

Hämatorheologische Veränderungen bei Trauma (L.-E. GELIN, Göteborg/Schweden) 64

Schock und Plasmaexpander (H. EUFINGER, Kiel) 84

Zur Beurteilung der Halbwertszeit von Plasmaexpandern (L. HAVERS, Bonn) 99

Das Verhalten verschiedener Labortests zur Beurteilung der Verträglichkeit eines Plasmaexpanders (J. BARK †, Tübingen) 106

Ergebnisse der Blutvolumenbestimmungen mit dem Volemetron (F. W. AHNEFELD, Mainz) 114

Allgemeinreaktionen des Organismus und Organveränderungen durch die Plasmaexpander Periston, Macrodex, Haemaccel, Physiogel und Plasmagel (W. EGER, Göttingen) 117

Plasmaexpander als Liquorersatz (J. EICHLER, Kiel) 132

Indikation für Plasmaexpander (U. F. GRUBER und M. ALLGÖWER, Chur/Schweiz) 137

Der Einfluß des Schocks auf die Blutgerinnung (H. G. LASCH, Heidelberg) 140

Zur Verträglichkeit und über den Mechanismus renaler Effekte von Plasmaexpandern (D. P. MERTZ, Freiburg) 143

Schock, Säure-Basen-Haushalt und Plasmaexpander (W. E. ZIMMERMANN, Freiburg) 147

Können moderne Plasmavolumenexpander die Ergebnisse der serologischen Untersuchungen vor Bluttransfusionen stören ? (W. SPIELMANN, Frankfurt am Main) 152

Verzeichnis der Referenten und Diskussionsteilnehmer

Referenten

BARK †, J., Prof. Dr. . . . . Anaesthesieabteilung der Universitätskliniken Tübingen

EUFINGER, H., Prof. Dr. . . . Komm. Direktor der Chirurgischen Universitätsklinik Kiel

GELIN, L.-E., Prof. Dr. . . . Sahlgrenska Sjukhuset, Chirurgische Abteilung I, Göteborg (Schweden)

HAVERS, L., Priv.-Doz. . . . . Leiter der Anaesthesieabteilung der Universitätskliniken Bonn

HORATZ, K., Prof. Dr. . . . . Extraordinarius für klinische Anaesthesiologie Universität Hamburg

LINDNER, J., Dr. . . . . . . Pathologisches Institut der Universität Hamburg

SCHNEIDER, M., Prof. Dr. . . Institut für normale und pathologische Physiologie der Universität Köln-Lindenthal

Diskussionsteilnehmer

AHNEFELD, F. W., Dr. . . . . Institut für Anaesthesiologie der Universität Mainz

ALLGÖWER, M., Prof. Dr. med. Chefarzt der Chirurgischen Abteilung des Rätischen Kantons- und Regionalspitals, Chur, und Direktor des Schweizerischen-Medizinischen Forschungsinstituts, Laboratorium für Exper. Chirurgie, Davos-Platz (Schweiz)

EGER, W., Prof. Dr. med. . . Pathologisches Institut der Universität Göttingen

EICHLER, J., Dr. med. . . . . Anaesthesieabteilung der Universitätskliniken Kiel

GRUBER, U. F., Dr. med. . . Chirurgische Abteilung des Rätischen Kantons- und Regionalspitals, Chur (Schweiz)

LASCH, H. G., Dr. med. . . . Privatdozent an der Medizinischen Universitätsklinik Heidelberg

MERTZ, D. P., Priv.-Doz. Dr. . Medizinische Universitäts-Poliklinik Freiburg im Breisgau

SPIELMANN, W., Prof. Dr. med. Leiter des Blutspendedienstes der Universitätskliniken Frankfurt am Main

ZIMMERMANN, W. E., Dr. med. Chirurgische Universitätsklinik Freiburg im Breisgau

Zur Pathophysiologie des Schocks*

Von M. Schneider

Aus dem Institut für normale und pathologische Physiologie
der Universität Köln (Direktor: Prof. Dr. M. Schneider)

Unter Schock verstehen wir eine akute, mehr oder weniger allgemeine Verminderung der Gewebsdurchblutung, so daß eine Hypoxydose eintritt. Diese Definition hat den Vorteil, daß von vornherein der metabolische Aspekt genügend betont wird (vgl. auch Buchborn). Es erscheint günstiger, nicht mehr eine Trennung in Schock und Kollaps zu unternehmen, sondern nur noch den Ausdruck Schock zu verwenden und gegebenenfalls zu unterscheiden zwischen einem Schock mit und einem Schock ohne Blutdrucksenkung. Das bringt den Vorteil mit sich, daß nicht jede hypotone Reaktion in den Schockbegriff einbezogen wird.

Man kann am einfachsten die verschiedenen Schockformen unterteilen nach der überwiegenden auslösenden Ursache, also: neurogener Schock, febriler, hämorrhagischer, toxischer, kardiogener, anaphylaktischer Schock usw. Diese Unterteilung ist wichtig, weil neben der allen Schockformen gemeinsamen Verminderung des Herzminutenvolumens je nach der Schockursache noch zusätzliche Faktoren eine Rolle spielen. Man kann auch, wie das Duesberg u. Schroeder vorgeschlagen haben, den Schock unterteilen nach dem jeweiligen pathophysiologischen Zustand, also Zentralisation, Dezentralisation, Paralyse usw. Man darf dann nur nicht beide Bezeichnungsweisen als Synonyma verwenden, z. B. febriler Schock = paralytischer Kollaps oder traumatischer Schock = Entspannungskollaps, da ja im Verlauf ein und desselben Schocks, z. B. bei Hämorrhagie, nacheinander alle drei der genannten pathophysiologischen Zustände beobachtet werden können.

---

* Das vorliegende Referat ist im ersten Teil mit dem in Bibl. haemat. (Basel) **16**, 10 (1963) publizierten identisch. Auf Wunsch des Herausgebers wurde dieser Teil hier wiederholt, um einen besseren Überblick zu erreichen.

In das Zentrum unserer Betrachtung stellen wir den *hämorrhagischen Schock*, weil hier durch WIGGERS ein standardisiertes experimentelles Vorgehen entwickelt wurde und weil hier die Verhältnisse am übersichtlichsten sind. Wir beginnen mit der Besprechung der Kreislaufreaktion bei noch geringem, noch nicht zum Schock führendem Blutverlust. Ein Blutverlust bis zu etwa 600 cm^3 führt, ebenso wie das Aufstehen aus liegender Stellung, wobei bis zu 600 cm^3 Blut benötigt werden, um die erhöhte Kapazität der Venen in den abhängigen Partien zu füllen, zu einer Verminderung des venösen Rückflusses zum Herzen. Dadurch wird vorübergehend der Auswurf des Herzens vermindert. Es genügt jedoch schon eine Abnahme der Pulsamplitude, um über die Pressoreceptoren in Carotissinus und Aorta die sympathischen Kreislaufzentren zu enthemmen. Es kommt über die Pressoreceptoren zu einer Steigerung der Frequenz und Kraft der Kontraktion des Herzens, damit zur Mobilisierung von Blut aus der Lunge, weiter zu einer gewissen Constriction der Venen und damit zu einem erhöhten Blutrückfluß zum Herzen und schließlich zu Vasoconstriction in bestimmten arteriellen Gebieten. Diese Constriction betrifft vor allem Haut und Darm, weniger den Muskel, überhaupt nicht Herz, Gehirn und Niere. Der arterielle Mitteldruck ist völlig gehalten, nur der diastolische Druck ist entsprechend der Erhöhung des peripheren Gesamtwiderstandes leicht erhöht, der systolische Druck leicht gesenkt, also die Pulsamplitude verkleinert.

Geht die Entblutung weiter, dann verstärken sich diese Reaktionen, aber der arterielle Mitteldruck kann nicht mehr voll gehalten werden und entsprechend sinkt nun auch die Gehirndurchblutung ab, aber man kann noch keineswegs von einem Schockzustand sprechen, sondern höchstens von einem gewissen hypotonen Zustand.

Bei etwa 50% der Fälle kann diese Reaktionsform dann, wenn rund 1 l Blut langsam entnommen wurde, plötzlich in ihr Gegenteil umschlagen. Herzfrequenz und Blutdruck sinken rapide ab, die Vasoconstriction, vor allem im Muskel, weicht einer Vasodilatation[2,12]. LEWIS hat für derartige Reaktionen den treffenden Ausdruck vasovagale Synkope vorgeschlagen. Er ist treffender als der von DUESBERG u. SCHROEDER vorgeschlagene Ausdruck Entspannungskollaps. 1. Die Gefäßerweiterung im Muskel würde allein noch nicht zu einem solchen Blutdruckabfall führen, da dann das Herzminutenvolumen ansteigen würde. Das wird jedoch durch die Bradykardie infolge Vaguserregung verhindert. 2. Es ist fraglich, ob man diese Reaktionsform schon in den Schockbegriff einbeziehen soll und nicht lieber noch von einer hypotonen Reaktion spricht, da der Zustand auch ohne Therapie voll reversibel ist. Wenn über einzelne Todesfälle bei vasovagaler Synkope berichtet wurde, so hat es sich offenbar um Tod durch Herzflimmern gehandelt. Der eigentliche hämorrhagische Schock wird erst bei noch größeren Blutverlusten ausgelöst. In Abb. 1 wird das Ergebnis der Auslösung eines schweren Entblutungsschocks beim Hund unter standardisierten Bedingungen in Form von Mittelwerten aus zahlreichen Untersuchungen der Literatur dargestellt[6,41].

Es wird im Lauf von 20 min eine Blutmenge entnommen, die über 30% der Gesamtblutmenge entspricht, also etwa vergleichbar dem Zustand nach schwerster Magenblutung. Es fallen Herzminutenvolumen, Blutdruck und Pulsamplitude rapide ab. Der arterielle Mitteldruck wird auf 50—60 mm Hg, d. h. auf unterkritischer Höhe aufrecht erhalten, also auf einer Höhe, die im Laufe von Stunden in der Mehrzahl der Fälle zu irreversiblen Schäden im Organismus führt. Bei fortschreitendem Blutverlust folgt also auf die hypotone Phase die des eigentlichen Schocks. Je nach der Größe des Blutverlustes können wir dann unterscheiden zwischen einem nichtprogressiven und einem progressiven Schock. Beim nichtprogressiven Schock reichen die nervösen Kompensationsmechanismen und der Flüssigkeitseinstrom aus dem Gewebe ins Blut aus, um einen steady state und schließlich Erholung zu ermöglichen, beim progressiven Schock kommt es zur Ausbildung eines noch zu besprechenden Circulus vitiosus, der schließlich zur Irreversibilität des Schocks führt. Es wird hier also von vornherein ein Schock ausgelöst, der in den meisten Fällen progressiv wird. Um für Therapieversuche besser vergleichbare Bedingungen zu erhalten, wird nach 1½ Std der Blutdruck durch weitere Blutentnahme auf 30—40 mm Hg gesenkt. Jetzt wird rasch in allen Fällen ein irreversibles Stadium erreicht, daran zu erkennen, daß eine Reinfusion des entnommenen Blutes Herzminutenvolumen und Blutdruck nur vorübergehend zu heben vermögen. Das liegt einmal daran, daß zu dieser Zeit das Herz durch Asphyxie noch so insuffizient ist, daß es das größere Volumen bei erhöhtem Druck nicht mehr zu leisten vermag, aber auch an weiteren Faktoren, die wir später analysieren werden.

Die *Herzfrequenz* steigt anfänglich rapide an (gelegentlich mit kurzer Unterbrechung, wobei sogar eine Bradykardie auftreten kann), hält sich auf dieser Höhe und sinkt mit zunehmender Progressivität des Schocks in der Phase der zentralen Hypoxie mehr

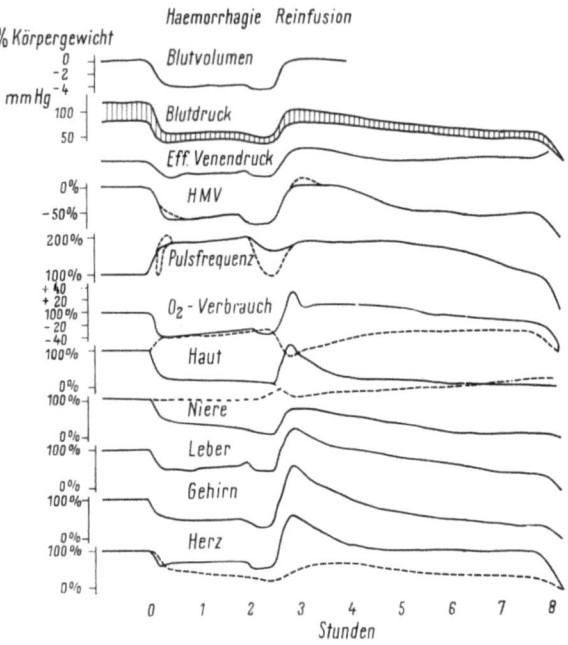

Abb. 1. Schematische Darstellung der Kreislaufveränderungen bei schwerer, in zwei Stufen erfolgender Hämorrhagie beim Hund mit nachfolgender Reinfusion der entnommenen Blutmenge. Punktiert: Variationsmöglichkeiten. Gestrichelt: Änderungen des Gefäßwiderstandes in Haut, Niere und Herz. Einzelheiten s. Text. (Ergänzt nach WIGGERS[41])

oder weniger deutlich ab. Nach der Reinfusion zeigt sie im irreversiblen Schock einen erneuten Anstieg, sinkt dann mit wieder zunehmender zentraler Hypoxie ab. Die finale ausgesprochene Bradykardie ist nicht mehr nervös ausgelöst, sondern durch eine Asphyxie des Herzens.

Über den oben dargestellten reflektorischen Mechanismus nimmt der Widerstand in den Hautgefäßen rasch zu und die *Hautdurchblutung* sinkt auf minimale Werte. Im Gegensatz dazu wird der

Gefäßwiderstand in *Gehirn* und *Herz* nicht erhöht. Er nimmt sogar ab durch die Wirkung des entstehenden Sauerstoffmangels. Da jedoch der Blutdruck auf unterkritische Werte gesunken ist, sinkt die Durchblutung dieser Organe deutlich unter die Norm, und es entwickelt sich eine zunehmende Hypoxie mit fortschreitendem Übergang in Anaerobiose. Es ist nur noch eine Frage der Zeit, daß die Insuffizienzgrenze des Herzens überschritten wird und daß sich irreversible Schäden des Gehirns entwickeln. Die kritische Blutdruckhöhe liegt dabei für das Herz niedriger als für das Gehirn, u. a. deshalb, weil es in diesem Zustand weniger leistet und damit der Bedarf gesenkt ist.

Die Durchblutung der *Leber* nimmt etwa parallel zur Senkung des Herzminutenvolumens und des Blutdrucks ab. Die Sauerstoffaufnahme wird laufend reduziert. Wichtig ist jedoch, daß die Sauerstoffaufnahme der Leber bei diesem Vorgehen bei Reinfusion rasch normalisiert werden kann. Ein Leberversagen kann also kaum die Ursache der Irreversibilität des Schocks sein.

Besondere Verhältnisse finden sich im *Nierenkreislauf*. Er beteiligt sich nicht an der anfänglichen reflektorischen Vasoconstriction. Der Gefäßwiderstand liegt zu Beginn noch im Bereich der Ausgangslage. Da der Blutdruck jedoch unterkritisch ist, sinkt die Nierendurchblutung stark ab. Der Sauerstoffbedarf der Niere ist jedoch stark reduziert, da nur wenig oder kein Filtrat mehr gebildet wird und die Rückresorptionsprozesse im Tubulusapparat den hohen Energiebedarf der Niere bedingen, wobei der Löwenanteil auf den Na-Transport entfällt. So kommt es, daß im beginnenden Schock noch keine Hypoxydose der Niere vorliegt[26]. Wenn es zum Auftreten einer Schockniere kommt, so müssen dabei zusätzliche Faktoren eine Rolle spielen. Wie KLEINSCHMIDT betont hat, müssen wir scharf unterscheiden zwischen einer Niere im Schock und einer Schockniere. Wir kommen auf dieses Problem in anderem Zusammenhang zurück. Insgesamt sehen wir eine starke nervös ausgelöste periphere Vasoconstriction, die besonders Haut und Darm betrifft, nicht aber Herz und Gehirn. DUESBERG u. SCHROEDER bezeichnen deshalb diesen Zustand als *Zentralisation*.

Die Zentralisation verhindert ein weiteres Absinken von Herzminutenvolumen und Blutdruck; sie ermöglicht auch bei schweren Blutverlusten noch die Ausbildung eines Gleichgewichtszustandes, so daß die O_2-Aufnahme des Organismus nicht weiter absinkt, sondern sogar langsam wieder ansteigt. In dem in Abb. 1 gezeigten Beispiel läßt sich nach der ersten Blutentnahme nicht mit Sicherheit aussagen, ob sich das Versuchstier bei Reinfusion noch erholen würde. Deshalb wird eine kleine zusätzliche Blutentnahme durchgeführt. Damit sinkt der Blutdruck und die Gehirndurchblutung weiter; durch die verschärfte Hypoxie der Zentren wird die Zentralisation weiter verstärkt. Nun erweist sich die Zentralisation als ein zweischneidiges Schwert: Die Vasoconstriction nimmt ein solches Ausmaß an, daß der Gefäßwiderstand auf der venösen Seite beachtliches Ausmaß annimmt. Dadurch wird der Blutrückfluß zum Herzen zusätzlich vermindert und die Hypoxie der Zentren weiter verstärkt, was wiederum zu einer Zunahme der Zentralisation führt. Es entwickelt sich also von einem bestimmten Grad der Zentralisation ein Circulus vitiosus, wobei die Hypoxie die Zentralisation und diese ihrerseits die Hypoxie verschärft. In diesem Zustand der Zentralisation handelt es sich nicht mehr um eine Tonussteigerung der sympathischen Zentren, sondern um einen Reizzustand, ausgelöst durch Hypoxie.

Aber nicht nur in dieser Hinsicht kann sich durch die Hypoxie ein verderblicher Kreis ausbilden. Die Hypoxie des Herzens kann zu einer Herzinsuffizienz führen, durch die ihrerseits das Herzminutenvolumen weiter vermindert wird (Abb. 2). Weiter wird durch die Hypoxie die Capillardurchlässigkeit erhöht, wodurch der Volumenmangel verschärft wird, allerdings erst bei schweren Graden der Hypoxie. Hier spielen zusätzliche Faktoren eine Rolle, die unten besprochen werden.

Zunächst sei hier schon darauf hingewiesen, daß dieses Schema der Schockfolgen von BUCHBORN gleichzeitig einen Überblick über *andere Schockursachen* zu geben vermag. Ein Schocksyndrom kann primär ausgelöst werden durch akute Herzinsuffizienz (wie bei Diphtherie oder bei Myokardinfarkt) oder durch Zentrenlähmung bzw. Hemmung, wie bei bestimmten Formen des primären neurogenen Schocks bzw. bei Vergiftungen oder schließlich durch lokalen Plasmaverlust, wie bei Verbrennungen oder bestimmten Formen des traumatischen Schocks, oder durch allgemeinen Plasmaverlust bei Hypoproteinämie (z. B. bei Nephrose, Hungerödem) bzw. durch Flüssigkeitsverlust durch Schwitzen, Erbrechen usw. Der gemeinsame Nenner aller dieser Schockformen ist die akute Verminderung des Herzminutenvolumens mit seiner Folge, nämlich der generalisierten Hypoxydose. Ein hämorrhagischer Schock wird nach den Untersuchungen von GUYTON u. a. dann irreversibel, wenn die Sauerstoffschuld, die der Organismus im Verlauf des Schocks eingeht, etwa 120 cm³ O_2/kg beträgt. Je schwerer der Schock, um so rascher wird diese O_2-Schuld eingegangen und der Schock wird

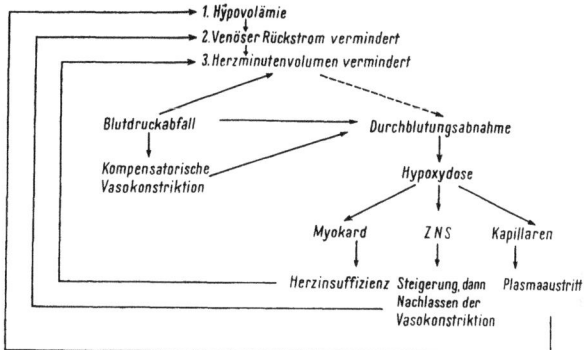

Abb. 2. Schematische Darstellung der Schockfolgen und Schockursachen. Die zentrale Stellung der Verminderung des Herzminutenvolumens und der Hypoxydose ist deutlich zu erkennen. Leicht modifiziert nach BUCHBORN[6]. (Der Pfeil zwischen HMV und Blutdruckabfall sollte umgekehrt verlaufen)

irreversibel. Die Grenze liegt aber immer bei derselben Höhe der Sauerstoffschuld.

Diese zugegebenermaßen stark schematisierte Darstellung der Schockursachen und Schockfolgen bleibt aber unbefriedigend, weil sie zahlreiche Phänomene nicht zu deuten vermag, so die Tatsache des Auftretens einer Schockniere, die Tatsache, daß nach vielen Schockzuständen der Magen-Darm-Kanal strotzend mit Blut gefüllt gefunden wird, was zum Schlagwort vom „Verbluten ins Splanchnicusgebiet" geführt hat, weiter die Tatsache des Auftretens von Lungenödem und Lungenblutungen, von akuten Magen-Darm-Ulcerationen usw.

Vor allem aber läßt sich die Tatsache noch nicht deuten, daß im traumatischen Schock eine zunehmende Hypoxydose, eine fortlaufend ansteigende Sauerstoffschuld gefunden wird, obschon u. U. der arterielle Mitteldruck normal oder sogar erhöht ist. Man nimmt dann gewöhnlich an, daß dies Folge der sog. Zentralisation sei. Es muß jedoch berücksichtigt werden, daß eine nervös ausgelöste

Vasoconstriction nicht zu so hochgradiger Hypoxydose führen kann, da sie durch die aufgehäuften Metabolite im Gewebe z. T. von selbst gelöst wird.

Ganz offensichtlich sind also *zusätzliche Faktoren* zu berücksichtigen, die zu den genannten Erscheinungen führen und schließlich eine Irreversibilität des Schocks herbeiführen oder zumindest dazu beitragen.

Betrachten wir zunächst die Entstehung der *Schockniere*. Wie schon dargestellt, kommt es im Beginn des Schocks nicht zu einer Hypoxydose der Niere. Zudem ist die Niere gegen Durchblutungsminderungen sehr resistent. Sie weist eine so hohe Regenerationskraft auf, daß sie innerhalb einiger Wochen nach einer vollständigen Durchblutungsunterbrechung von vollen 3 Std wieder funktionsfähig wird[39], bei starker, aber nicht vollständiger Durchblutungsdrosselung, wie etwa im Goldblattversuch, auch noch nach weit längeren Zeiten. Wenn es also zum Auftreten einer Schockniere kommt, so muß das auf zusätzliche Faktoren zurückgeführt werden. Nun ist schon seit längerer Zeit bekannt, daß die Nierendurchblutung nach Behebung des Schockzustandes überdauernd erniedrigt bleiben kann[26]. Zur Erklärung dieses Zustandes wurden zumeist die vielgeliebten Angiospasmen herangezogen. Aber wie sollten diese zustandekommen? Wir wissen heute, daß Angiospasmen zwar bei Verletzung oder plötzlicher Dehnung eines Gefäßes auftreten können, nicht aber auf nervösem Wege, schon gar nicht in Herz und Gehirn[33], aber auch nicht in anderen Organen, da sie sich dann durch die aufgehäuften Metabolite im Gewebe von selber lösen.

Auf eine andere Erklärungsmöglichkeit kamen wir auf folgendem Wege: Es ist bekannt, daß sich bei artefiziellem Kreislauf mit der Herz-Lungen-Maschine verhältnismäßig rasch eine metabolische Acidose entwickelt. Eine noch größere Rolle spielt das beim Versuch, bei schwerster akuter Herzinsuffizienz, etwa beim schweren Myokardinfarkt, dem Herzen einen Teil der Arbeit durch eine Herz-Lungen-Maschine abzunehmen[13,25,34]. Es kann auch so verfahren werden, daß während der Systole mit einer durch das EKG gesteuerten Pumpe Blut aus dem arteriellen System entnommen und während der Diastole wieder zurückgepumpt, also die Blutdruckamplitude umgekehrt wird. Es wird so die Herzarbeit in der Systole erniedrigt, aber der arterielle Mitteldruck so hoch gehalten, daß die Durchströmung der Organe ausreicht, vor allem des Herzens selbst, das ja nur in der Diastole durchströmt wird. Auch hier entwickelt sich jedoch eine metabolische Acidose, die dem Verfahren ein vorzeitiges Ende setzt, wenn auch BRECHER kürzlich durch gleichzeitige Verwendung einer künstlichen Niere etwas weiter gekommen ist.

Nun haben COPLEY, LUTZ u. a. gezeigt, daß durch Heparin in der üblichen Dosierung die Aggregationsneigung von Thrombocyten stark erhöht wird. Während kurze Zeit nach Entnahme des Heparinbluts die *Thrombocyten* noch gleichmäßig verteilt sind, bilden sie im Lauf etwa 1 Std zunehmend größer werdende *Aggregate*, die auch Zelldetritus und Leukocyten einschließen können (Abb. 3). Diese Aggregate können einen Durchmesser bis zu 40 μ erreichen und Mikroembolien verursachen (s. u.), zum mindesten den Strömungswiderstand in

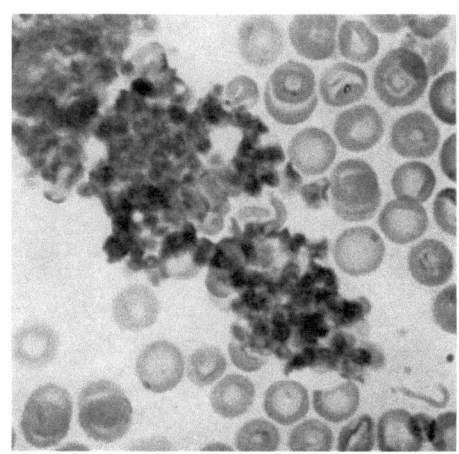

Abb. 3. Aggregation z. T. zerfallender Thrombocyten in Heparinblut, 1 Std nach der Blutentnahme. Pappenheim-Färbung (nach ISSELHARD et al.[22])

den kleinen Gefäßen stark erhöhen. Das kann man am besten im Modellversuch nachweisen, indem das Blut mit gleichmäßiger Strömungsgeschwindigkeit durch Filter mit Poren von 20 μ Seitenlänge hindurchgetrieben und seitenständig der dazu notwendige Druck gemessen wird, wie das SWANK angegeben hat (Abb. 4). Es zeigt sich nun, daß mit *Heparinblut* der notwendige Druck innerhalb weniger Stunden rapide ansteigt, beginnend nach etwa 1 Std bei 20—37°[35], weil die Poren teilweise oder ganz verlegt werden durch diese klebrigen Aggregate (Abb. 4). Durch eine Erhöhung der Heparingabe auf 10 mg/kg kann diese Aggregatbildung nicht inhibiert werden, wohl aber durch eine weitere Erhöhung auf 20—50 mg/kg. Trotzdem läßt sich die Annahme, daß es sich um beginnende Gerinnung handeln könnte, nicht stützen, da Zusatz von Streptokinase bei niedrigerer Heparindosierung nichts zu ändern vermag.

Besonders wichtig erscheint, daß dieselbe Aggregatbildung sehr häufig, wenn auch nicht immer, und zu einem späteren Zeitpunkt, nämlich nach durchschnittlich 4 Tagen, in *Blutkonserven* zustandekommt, und zwar sowohl in Oxalat- und Citrat-Glucose-Blut als auch in ACD-Blut. Bei Erwärmung auf Körpertemperatur tritt die

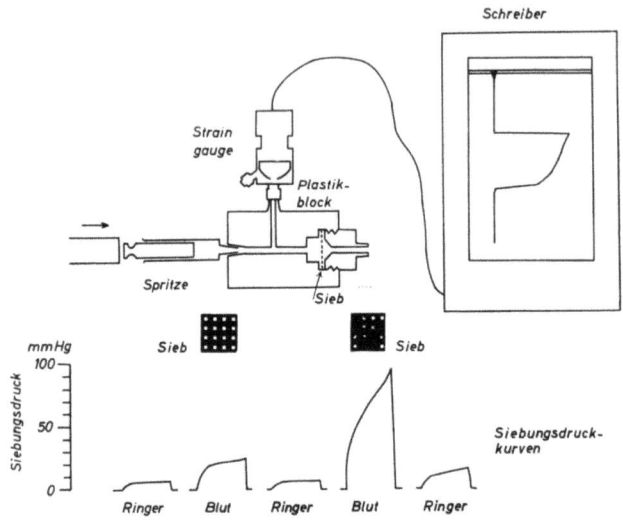

Abb. 4. Versuchsanordnung zur Bestimmung des Siebungsdrucks. Das Blut wird mit einer Spritze mit stets gleichbleibender Geschwindigkeit durch ein Porensieb hindurchgetrieben und seitenständig mit einem Strain-gauge-Manometer der dazu notwendige Druck gemessen. Unten Druckkurve bei Durchströmung mit Ringerlösung, dann mit Heparinblut sofort nach der Entnahme, nochmals mit Ringer, dann mit Heparinblut 1 Std nach Entnahme. Der notwendige Druck steigt laufend an. Die Poren sind teilweise verlegt. Bild des Siebes darüber. Jetzt ist auch ein größerer Druck bei Ringerdurchströmung notwendig (nach HIRSCH et al.[18])

Aggregation noch rascher auf. Es werden gelegentlich Spender beobachtet, deren Blut auch noch nach weit längerer Zeit diese Aggregation der Thrombocyten nicht aufweist; doch ist dieses Verhalten die Ausnahme und nicht die Regel; eine Erklärung für diese Abweichung von der Regel kann nicht gegeben werden. Die oben genannten Zahlen geben Mittelwerte derjenigen Konserven, in denen es nach Erwärmung zur Aggregatbildung kommt. Die Streuung des Zeitpunkts für die verschiedenen Konserven ist recht erheblich, doch tut man gut daran, bei Konserven mit einer Lagerzeit von über 4 Tagen damit zu rechnen.

Durch gewöhnliche *Filter* lassen sich diese Aggregate nicht ausreichend abfangen, wohl aber durch Nylonfilter (etwa 20 Schichten) oder durch Pyrex-Glaswolle mit Fäden von 10 μ Durchmesser, an der diese klebrigen Aggregate klebenbleiben[22,35,37,38]. Mit Hilfe dieser Filter läßt sich ein künstlicher Kreislauf weit länger als bisher aufrechterhalten, ohne daß eine metabolische Acidose oder Schockerscheinungen, wie akute Ulcerationen des Magen-Darm-Kanals

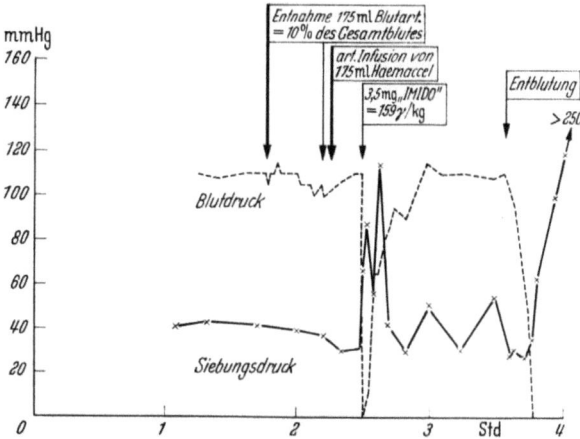

Abb. 5. Verhalten des Siebungsdrucks bei Druckabfall durch Histamingabe und Aderlaß beim heparinisierten Hund. Beim 1. Pfeil beginnt ein langsamer Aderlaß von 10% der Blutmenge. Leichte Senkung des Blutdrucks, Siebungsdruck unverändert. Anschließend Infusion einer entsprechenden Menge Haemaccel. Blutdruck normalisiert, Siebungsdruck leicht erniedrigt (Verdünnungseffekt). Auf 159 γ Histamin/kg starke, aber reversible Hypotonie. Der Siebungsdruck im arteriellen Blut steigt prompt an in einer typisch zweigipfligen Form. Anschließend finden sich charakteristische Schwankungen, aber auf einem der Norm wieder angenäherten Niveau. Am Schluß rasche Entblutung mit scharfem Blutdruckabfall: Der Siebungsdruck steigt rasch an bis zur völligen Verlegung des Porenfilters (Versuch von ISSELHARD, noch nicht publiziert, vgl.[22])

oder Lungenödem, eintreten[38]. Es läßt sich auch weit älteres Blut zur Transfusion benutzen als bisher, wenn es zuvor diese Filter passiert hat.

Bei den verschiedensten Schockformen lassen sich diese Thrombocytenaggregate nachweisen, z. B. bei jeder Histaminhypotonie. Sie lassen sich bei Entblutung dann sofort nachweisen, wenn es zu Blutdrucksenkung kommt (Abb. 5)[22,36]. Innerhalb von etwa 3 min sind sie wieder aus dem Kreislauf verschwunden. Ebenso steigt sofort nach schwerem Muskeltrauma im abströmenden Blut des traumatisierten Gebiets der notwendige Siebungsdruck zur Durchströmung des Porenfilters an[17,37]. Anfänglich bleibt das arterielle Blut noch unverändert. Offenbar werden die Aggregate im Lungenkreislauf abgefangen bzw. aufgelöst. Wiederholt man jedoch das Trauma oder verschärft sein Ausmaß, dann wird offenbar die Kapazität der Lunge überschritten und sie erscheinen auch im arteriellen Blut. Diese Aggregation der Thrombocyten hat wiederum nichts mit Blutgerinnung zu tun. Der Einwand, daß sie bei einer Blutdrucksenkung dadurch entstünden, daß aus ,,Depotorganen" Blut in den Kreislauf geschwemmt würde, das nicht genügend heparinisiert sei, kann dadurch entkräftet werden, daß auch Infusion von Heparin in sehr hoher Dosierung (geprüft bis zu 200 mg/kg) während der ganzen Dauer nichts an ihrem Auftreten ändert und auch nicht Gaben von Streptokinase in hoher Dosierung (HIRSCH u. Mitarb., noch unveröffentlicht).

Treten die Aggregate im arteriellen Blut auf, dann können sie zu Mikroembolisierung in den einzelnen Organen führen. Die Folgen ergeben sich aus Abb. 6. Es wird ein völlig isolierter Hundekopf mit Hilfe einer kleinen Herz-Lungen-Maschine mit Hundeblut durchströmt. Das ECoG ist einigermaßen normal. Nun wird umgeschaltet auf Heparinblut, das einem schon im Entblutungsschock befindlichen Hund entnommen wurde, das also viele Thrombocytenaggregate enthält. Innerhalb weniger Minuten verschwindet das ECoG. Dann wird ein Filter mit Pyrex-Glaswolle eingeschaltet und allmählich normalisiert sich das Bild wieder. Das muß jedoch innerhalb 10 min geschehen. Dauert der Zustand länger, dann wird die noch mögliche Restitution zunehmend schlechter[18,19].

HIRSCH u. Mitarb. haben in einer großen Versuchsreihe gezeigt, daß die Überlebenszeit des ECoG mit steigendem Siebungsdruck des zur Durchströmung verwendeten Blutes exponentiell abnimmt.

Eine zweite Störung der Mikrozirkulation ist weiter im Schock in Rechnung zu stellen, nämlich eine erhöhte Aggregationsneigung der Erythrocyten; sie ergibt sich erst in späteren Stadien des Schocks, parallel mit der Beschleunigung der Senkungsgeschwindigkeit (KNISELY; BIGELOW u. Mitarb.; GELIN u. Mitarb.; LUTZ; s. auch Beitrag GELIN in diesem Band).

Leider wissen wir noch zu wenig darüber, unter welchen Bedingungen Aggregationen von Thrombocyten einerseits, von Erythrocyten andererseits eintreten. Bei akutem Blutverlust scheint es so zu sein, daß in der Phase der akuten Blutdrucksenkung sofort Thrombocyten-, aber noch keine Erythrocytenaggregate auftreten. Die Thrombocytenaggregate werden rasch abgefangen (oder auch z. T. aufgelöst), so daß sie wieder aus dem strömenden Blut verschwinden. Die Erythrocytenaggregate treten erst nach längerem Bestehenbleiben der Hypotonie auf, wenn es zu Änderungen des Hämatokrits und des Eiweißbildes und damit der Senkungsgeschwindigkeit gekommen ist. Zur gleichen Zeit treten

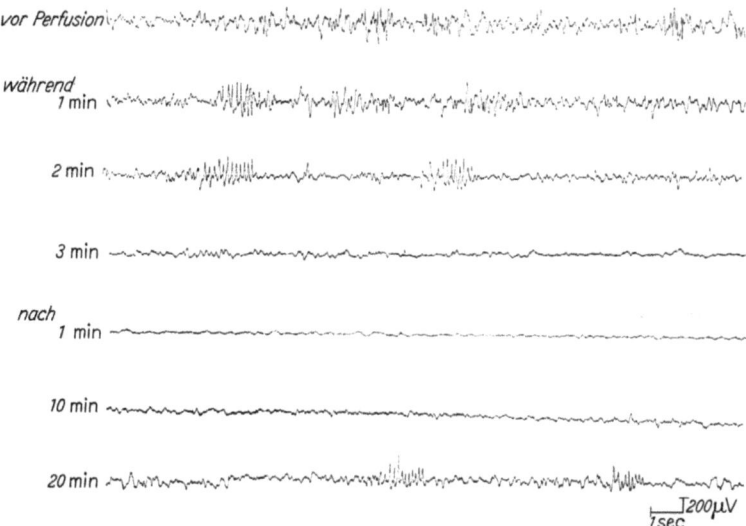

Abb. 6. Folgen eines hohen Siebungsdrucks des Blutes. Elektrocorticogramm, abgeleitet von einem künstlich durchströmten Hundekopf in Barbituratnarkose. Oberster Streifen: Kontrolle. Darunter 1, 2, 3 min nach Perfusion mit Heparinblut mit hohem Siebungsdruck. Die Spontanpotentiale verschwinden fast völlig. Anschließend 1, 10 und 20 min nach Perfusion mit Heparinblut mit normalem Siebungsdruck von einem Spendertier. Weitgehende, wenn auch noch nicht völlige Restitution der Spontanpotentiale (nach HIRSCH et al.[18,27])

allerdings Thrombocytenaggregate erneut auf. Bei hoher Fettaufnahme kommt es dagegen umgekehrt überwiegend zu einer Aggregation von Erythrocyten, weit weniger zu einer solchen der Thrombocyten, wobei das Maximum dieser Aggregation später als das Maximum der Lipämie erreicht wird und auch länger anhält.

Die beiden Vorgänge, Thrombocytenaggregation und Erythrocytenaggregation, führen zu schweren Störungen der Mikrozirkulation. Ist der Druck in den kleinsten Arterien in den Organen noch hoch genug, dann können die Aggregate noch eliminiert werden; ist er jedoch, etwa durch allgemeine Blutdrucksenkung oder durch Constriction der vorgeschalteten Arterien, abgesunken, dann kann es dadurch zu Verlegungen in der terminalen Strombahn kommen, damit zu lokaler Anoxie, die zu Endothelschädigung und Plasmaverlust führt. Damit sind die *lokalen Stasen* komplett. Sie brauchen aber nicht unbedingt permanent zu sein und damit zu irreversiblen Schäden zu führen. Sie können sich bei Normalisierung des Gesamtkreislaufs lösen. Kommt diese Normalisierung zu spät, so können schwere Gewebsdefekte die Folge sein. Bei der Blutfülle des Darms, die dann z. B. gefunden wird, handelt es sich nicht um eine primär paralytische Gefäßerweiterung, sondern um eine Verlegung kleinster Gefäße; die Gefäße sind sekundär erweitert; sie enthalten nicht normales Blut, sondern Blutkörperchenaggregate. Bei der Schockniere handelt es sich offenbar in gleicher Weise um die Folgen tubulärer Stasen, die auch die Ursache überdauernder Durchblutungsverminderungen darstellen.

Da man nach *Gehirnverletzungen* gelegentlich Lungenödem oder akute Magen-Darm-Ulcerationen fand, hat man eine direkte nervöse Genese dieser Veränderungen vermutet. BISCHOF konnte jedoch zeigen, daß es nicht auf die Lokalisation der Verletzung ankommt, sondern auf ihre Ausdehnung. Dasselbe Bild wird weiter auch bei anderen Schockformen gefunden. Bei Gehirnverletzungen kommt es schnell zur Freisetzung großer Mengen thromboplastischen Materials und zu Thrombocytenaggregation. Die Mikroembolien betreffen vor allem die Lunge, da sie das erste Organ ist, das sozusagen als Filter benutzt wird. In zweiter Linie scheint das Splanchnicusgebiet betroffen zu sein, also Darm, Niere, Leber, möglicherweise weil hier zwei Capillargebiete hintereinandergeschaltet sind, wahrscheinlicher deshalb, weil hier durch Vasoconstriction der vorgeschalteten Arterien Druck und Strömungsgeschwindigkeit im Endgebiet reduziert sind. Aber es betrifft auch die anderen Organe, wie z. B. das Herz; der Unterschied ist nur ein quantitativer, nicht ein qualitativer.

Ich möchte mit andern Autoren[3,14,36] annehmen, daß bei allen Schockformen diese *Mikroembolisierung durch Plättchenaggregate* eine Rolle spielen kann, besonders bei der Entstehung des irreversiblen Zustands, vor allem aber beim traumatischen Schock, so beim Tourniquet-Schock, beim Crush-Syndrom usw. Er ist jedoch sicherlich nicht der einzige zusätzliche Faktor, der neben den hämodynamischen Faktoren zu berücksichtigen ist. So kann beim anaphylaktischen Schock oder beim Schock durch Endotoxin oder anderer Toxine eine Verquellung von Endothelien eintreten und damit Verschluß kleinster Arterien (s. z. B. [1]), weiter eine solche Endothelschädigung, daß Stasen und sekundärer Plasmaverlust eintreten (Lit. s. [31]); schließlich können auch so schwere Veränderungen des Gerinnungssystems auftreten, daß es zu intravasculärer Fibrinausscheidung einerseits, zu Blutungen andererseits kommt[32]. Daß bei allen Schockformen mehr oder weniger deutliche Veränderungen im Blutgerinnungssystem eintreten, ist an sich bekannt[9,10,27]. Doch hat man zu sehr das Augenmerk auf die langsame Phase der endgültigen Blutstillung durch Blutgerinnung gerichtet, statt auf die schnelle Phase der Aktivierung von sogenannter Gewebsthrombokinase. Es treten ja nicht immer Thrombosen oder Gerinnungen auf, sondern es kommt meist nur zu einem Klebrigwerden der Thrombocyten und zu Mikroembolie durch kleine Thrombocytenaggregate. In Übereinstimmung damit fanden MATTHES u. Mitarb. im schweren Schock eine Thrombocytenabnahme, die sie mit Recht als Verbrauchsthrombopenie auffaßten[27,30].

Es wird Ihnen aufgefallen sein, daß ich so wenig Gewicht legte auf all die zahlreichen Untersuchungen der Veränderung in der *Ansprechbarkeit der Gefäße* im Schock, die vor allem bei uns so stark im Vordergrund des Interesses standen. Diese Veränderungen müssen zwar berücksichtigt werden, spielen aber in den meisten Fällen eine untergeordnete Rolle und ihre Beschreibung lenkt deshalb nur vom wesentlichen ab. Man darf aber auch hier nicht das Kind mit dem Bade ausschütten. Sie spielen eine wesentliche Rolle bei jenen Schockzuständen, die durch Störungen im Mineralhaushalt hervorgerufen sind, so z. B. beim diabetischen Koma, bei der Addisonkrise oder auch, mindestens teilweise, bei der Säuglingsintoxikation. Ich kann hier nicht näher darauf eingehen, wollte aber ausdrücklich darauf hinweisen.

Angesichts der weiteren Referate kann ich auf ein Eingehen auf die *therapeutischen Konsequenzen* verzichten. Ich möchte nur darauf hinweisen, daß neben dem Volumenersatz und der Durchbrechung der Zentralisation auch das Augenmerk auf die Veränderungen des Blutes zu richten ist. Es ergibt sich so, daß Vollblut nicht immer der beste Volumensubstitutient ist, obschon es an sich den besten Volumexpander darstellt, vor allem bei erniedrigtem Hämatokrit. Sollten sich die Befunde von GELIN und SWANK auch an anderen Modellen bestätigen lassen, daß nämlich durch niedrigmolekulares Dextran eine Desaggregation von Blutkörperchen eintrete, dann sollte der Volumenersatz, vor allem beim traumatischen Schock, zunächst durch *niedrigmolekulare Plasmaexpander* erfolgen. Vor allem dann, wenn nur Blutkonserven zur Verfügung stehen (die älter als 4 Tage sind), sollte stets zunächst durch Infusion eines Volumexpanders eine Annäherung des Blutdrucks an die Norm vorgenommen werden. Eine völlige Normalisierung ist verständlicherweise oft so nicht möglich, da ja die Zahl der Sauerstoffträger dadurch nicht erhöht wird, eine Normalisierung des Hämatokrits also wesentlich ist. Ist jedoch die periphere Zirkulation wieder in Gang gekommen, dann wird der Organismus besser mit den Thrombocytenaggregaten im Konservenblut fertig.

Der sicherste Weg wäre an sich, das Konservenblut durch Pyrex-Glaswolle oder Nylonfilter zu filtrieren; die bisher verwendete Filterungsmethode genügt nicht. Bei der jetzigen Aufbewahrung der Konserven würde sich die Therapie, etwa im Verbrennungsschock, bei Crushsyndrom usw. etwa folgendermaßen gestalten: Die erste Infusion könnte mit niedrigmolekularen Volumexpandern erfolgen, sozusagen als Pharmakon; es ist zwar die Verweildauer dieser Lösung geringer, aber sie hat nach GELIN den genannten Vorteil der Desaggregation. Der rasche Abstrom aus der Blutbahn ist dagegen nicht von ausschlaggebender Bedeutung, da ja auch das Interstitium an Flüssigkeit verarmt ist. In der zweiten Stufe erfolgt die Infusion mit höhermolekularem Volumexpander mit längerer Verweildauer und schließlich in der dritten Stufe mit Vollblut, soweit der Hämatokrit noch eine Abweichung von der Norm aufweist.

In Ihrem Kreise wird es nicht notwendig sein zu betonen, daß die früher so beliebte Infusion von vasoconstrictorischen Mitteln, wie etwa Noradrenalin, bei schon bestehendem Volumenmangel auf seltene Ausnahmefälle zu beschränken ist. Das hat sich leider noch immer nicht genügend herumgesprochen. Ich habe letzthin wieder davon gehört, daß man es fertiggebracht hat, zwei Fälle von Revonalvergiftung mit Noradrenalininfusion umzubringen.

Nur kurz hinweisen möchte ich hier darauf, wie wesentlich gleichzeitig eine Bekämpfung der metabolischen Acidose ist, entweder durch Infusion von $NaHCO_3$ oder dort, wo die Voraussetzungen dazu gegeben sind, besser noch durch Trispuffer nach NAHAS (vgl. ZIMMERMANN in diesem Band; dort auch weitere Literatur). Es wird weiter zu prüfen sein, was durch Eingriff am raschen Aktivierungssystem der Gewebsthrombokinase zu erreichen ist. Man wird also sehr ernstlich Indikation und Dosierung einer Gabe von Fibrinolysin überlegen müssen, wie sie von MATTHES vorgeschlagen wurde, obschon es sich nicht um die Auflösung von Fibrinabscheidungen handelt, sondern um eine Desaggregation von Thrombocyten.

Von besonderer Bedeutung erscheint mir die Frage der *intraarteriellen Transfusion*. Es handelt sich dabei nicht um die Frage, ob bei einer schweren akuten Blutung die Transfusion intravenös oder intraarteriell erfolgen soll; hier dürfte beides dieselbe Wirkung haben. Hier ist der Übergang vom arteriellen zum venösen Schenkel frei, und in kürzester Zeit gelangt das intraarteriell zugeführte Blut auf die venöse Seite. Ganz anders jedoch, wenn die Capillaren in weiten Gebieten mehr oder weniger vollständig verlegt sind; dann ist die intraarterielle Transfusion weit überlegen. Das ist z. B. der Fall im traumatischen Schock oder wenn nach einer schweren Blutung bis zum Blutersatz längere Zeit verstrichen ist. Das, was dann als Zentralisation bezeichnet wird, ist nicht nur durch Vasoconstriction in Haut und Darm bedingt, sondern auch durch *Stasen* in diesen Gebieten. Hier kommt es darauf an, rasch den Druck zu steigern, um sozusagen die kleinsten Gefäße durchzuspülen und die Mikroembolien weiterzutreiben, vor allem auch im Herzen.

Wir haben in den letzten Jahren zahlreiche Experimente durchgeführt, bei denen ein völlig isolierter Kopf von einem Spender durchströmt wurde. Bevor wir die Bedeutung der Thrombocytenaggregate erkannt hatten und entsprechend Filter mit Glaswolle benutzten[18,19,37,38], mußte der Spender sozusagen als Filter dienen. Kein Wunder, daß es innerhalb weniger Stunden zu einem schweren Schockzustand kam. Unsere aus der Chirurgie stammenden Mitarbeiter versuchten jeweils, diesen Schock durch eine intravenöse Transfusion zu bekämpfen und waren sehr enttäuscht, daß diese Therapie völlig versagte, und waren dann höchst überrascht, wenn man ihnen zeigte, daß eine intraarterielle Transfusion von 20— 50 cm³ schlagartig den Zustand behob. Insgesamt scheint mir, daß von einer intraarteriellen Transfusion häufiger Gebrauch gemacht werden sollte, als das heute der Fall ist.

Zusammenfassung

Als Schock wird ein Zustand definiert, in dem eine akute, mehr oder weniger allgemeine Verminderung der Gewebsdurchblutung mit folgender Hypoxydose vorliegt. Bei dieser Definition wird der metabolische Aspekt von vornherein gebührend berücksichtigt. Der Schock wird irreversibel, wenn die dadurch eingegangene Sauerstoffschuld mehr als etwa 120 cm^3/kg beträgt. Es wird vorgeschlagen, den Ausdruck Kollaps ganz fallen zu lassen und, falls notwendig, von einem Schock mit und einem Schock ohne Blutdrucksenkung zu sprechen.

Als Beispiel des hämorrhagischen Schocks wurde zunächst gezeigt, daß im Schockverlauf ganz unterschiedliche pathophysiologische Zustände eintreten können. Hier folgt bei zunehmendem Blutverlust auf ein Stadium der Steigerung des Sympathicustonus u. U. eine vasovagale Synkope, die aber noch nicht als Schock, sondern als hypotone Phase aufgefaßt wird. Anschließend entwikkelt sich ein Zustand zunehmender Zentralisation, der schließlich in den der Paralyse übergeht.

Schon beim hämorrhagischen Schock, noch mehr aber bei anderen Schockformen, besonders beim traumatischen Schock, treten jedoch zu den hämodynamischen Faktoren noch weitere hinzu, die mehr oder weniger ausgesprochen den Schockzustand und vor allem dessen Irreversibilität bedingen. Es handelt sich dabei um Störungen der Mikrozirkulation, bedingt durch Endothelläsionen, wie beim anaphylaktischen und Endotoxinschock, weiter durch Mikroembolien von Thrombocytenaggregaten, wie sie bei jeder Schockform nachweisbar werden, und schließlich durch Stasen, besonders in den Venolen, durch Erythrocytenaggregate, die bei Erhöhung der Blutkörperchensenkungsgeschwindigkeit eintreten können. Die Stasen durch Mikroembolie von Thrombocytenaggregaten und durch Erythrocytenaggregate finden sich zwar in allen Organen, doch vorwiegend einmal in der Lunge, da sie das zuerst passierte Filter darstellt, dann aber auch im sogenannten Splanchnicusgebiet, also in Darm, Leber, Niere. Die lokalen Stasen führen zu Plasmaverlust, zu Hypoxydose und Acidose. Wenn final die Gefäße des Splanchnicusgebiets strotzend gefüllt mit Erythrocyten gefunden werden, so handelt es sich nicht um die Folge einer primären Gefäßlähmung, also nicht um ein „Verbluten ins Splanchnicusgebiet", sondern um die Folgen der Verlegung der

Endaufzweigungen. Eine Gefäßerweiterung auf der arteriellen Seite allein führt nie zu Schock, sondern nur zu einer vorübergehenden hypotonen Reaktion, solange nicht eine zusätzliche Bradykardie oder eine Herzinsuffizienz hinzutritt. Umgekehrt kann eine nervös ausgelöste Vasoconstriction allein nicht zu irreversiblem Schock führen. Hinter dem, was gemeinhin als Zentralisation bezeichnet wird, verbergen sich zwei sehr differente Vorgänge: einmal eine reflektorische Vasoconstriction, zum zweiten eine Verlegung von Bezirken der terminalen Strombahn. Beide verstärken sich gegenseitig. Die Vasoconstriction setzt die Strömungsgeschwindigkeit in der terminalen Strombahn herab, so daß die Aggregate nicht mehr eliminiert werden. Die Mikroembolisierung führt zu Plasmaverlust und damit zu verstärkter reflektorischer Vasoconstriction.

Als therapeutische Konsequenz ergeben sich folgende Empfehlungen, vor allem beim traumatischen, aber auch beim verschleppten hämorrhagischen Schock: 1. Durchführung der Transfusion auch intraarteriell. 2. Durchbrechung der „Zentralisation" unter Volumensubstitution. 3. Weiterentwicklung von Verfahren zur Desaktivierung von Gewebsthrombokinase. 4. Stehen nur Blutkonserven zur Verfügung, die älter als 4 Tage sind, dann ist möglichst eine Bluttransfusion erst dann vorzunehmen, wenn zuvor die peripheren Strömungsverhältnisse mit Plasmaexpandern einigermaßen normalisiert sind, bzw. es sind die Blutkonserven durch Nylonfilter zu filtrieren. 5. In denjenigen Fällen, wo eine erhöhte Aggregationsneigung der Erythrocyten anzunehmen ist (z. B. bei erhöhter Senkungsgeschwindigkeit) wäre ein Teil der Volumensubstitution durch niedrigmolekulare Plasmaexpander vorzunehmen. 6. Bekämpfung der metabolischen Acidose durch $NaHCO_3$ oder, wo die Voraussetzungen dazu gegeben sind, besser durch Trispuffer.

Die Verwendung von Fibrinolysin in geeigneten Fällen kann nur als erster noch unbefriedigender Schritt betrachtet werden, schon allein wegen der Gefahr der Nachblutungen. Bei solchen Operationen mit der Herz-Lungen-Maschine, die eine längere Zeit beanspruchen, sollte das Heparinblut durch Glaswoll- oder Nylonfilter gefiltert werden.

Ich hoffe gezeigt zu haben, daß zu unserem Thema in der letzten Zeit wesentliche Fortschritte erzielt worden sind vor allem dadurch, daß wir aufgehört haben, wie hypnotisiert allein auf die Vasomotorik zu starren, sondern den Schock als vielschichtiges

Geschehen betrachten, bei dem auch andere Faktoren, wie diejenigen von seiten des Blutes, beachtet werden und bei dem vor allem die metabolischen Aspekte in den Vordergrund der Betrachtung gerückt werden müssen.

Schlußwort

Auf die Frage, unter welchen Bedingungen im Schock Noradrenalin verwendet werden sollte, möchte ich vorschlagen, im ausgebildeten Schock auf die Anwendung von Noradrenalin ganz zu verzichten. Es scheint mir, daß die Anwendung von Noradrenalin Erfolg verspricht in bestimmten Fällen von drohendem Schock, z. B. im Fieber; allerdings wird auch hier darauf zu achten sein, daß zuvor eine genügende Volumensubstitution erfolgt. Die Abgrenzung des Indikationsgebiets möchte ich jedoch den Klinikern überlassen.

Ich möchte davor warnen, das in der Diskussion angewandte Schlagwort „Blut durch Blut und Plasma durch Plasma" weiter anzuwenden. Das ist eine nicht statthafte Simplifizierung. Es ist zu berücksichtigen, daß hier immer noch Gefahren vorliegen, wie etwa die Serumhepatitis u. v. a. m. Deshalb erscheint es mir besonders wichtig, die Vorteile und Nachteile der Plasmaexpander gegen die der Bluttransfusion und der Plasmainfusion gründlich abzuwägen. Es ergibt sich so beim heutigen Stande, daß die Entwicklung der Plasmaexpander und ihr Anwendungsbereich nicht eingeschränkt werden sollte, eher im Gegenteil, daß die Weiterentwicklung von Plasmaexpandern mit unterschiedlichem Molekulargewicht und sonstigen unterschiedlichen Eigenschaften noch weitere Erfolge verspricht.

Literaturverzeichnis

[1] ADEBAR, G.: Beitrag zur Morphologie der vasa afferentia und efferentia der juxtamedullären Glomeruli der menschlichen Niere. Z. mikr.-anat. Forsch. **68**, 48 (1962)

[2] BARCROFT, H., and D. G. EDHOLM: On the vasodilatation in human skeletal muscle during posthaemorrhagic fainting. J. Physiol. (Lond.) **104**, 366 (1946).

[3] BERGENTZ, S.-E., L.-E. GELIN, C.-M. RUDENSTAM and B. ZEDERFELDT: Indication for the use of low viscous dextran in surgery. Acta chir. scand. **122**, 343 (1961).

[4] BIGELOW, W. G., R. O. HEIMBECKER and R. C. HARRISON: Intravascular agglutination (sludged blood), vascular stasis and sedimentation rate of blood in trauma. Arch. Surg. **59**, 667 (1949).

[5] BISCHOF, W.: Zur Entstehung des „neurogen ausgelösten" akuten Lungenoedems und der akuten Magen-Darmblutungen. Habilitations-Arbeit, Köln; in Vorbereitung.
[6] BUCHBORN, E.: Schock und Kollaps, Hb. inn. Med. IX/1, 1952. Berlin-Göttingen-Heidelberg: Springer 1960.
[7] — Stoffwechselveränderungen im Schock und ihre Bedeutung für die Schockbehandlung. Internist. 3, 522 (1962).
[8] COPLEY, A. L.: Apparent viscosity and wall adherence of blood systems, in: Flow properties of blood, p. 97. London: Pergamon Press 1960.
[9] CROWELL, J. W., and W. L. READ: In vivo coagulation — a probable cause of irreversible shock. Amer. J. Physiol. 183, 565 (1955).
[10] — and E. E. SMITH: The effect of fibrinolytic activation on survival and cerebral damage following various periods of circulatory arrest. Amer. J. Physiol. 186, 283 (1956).
[11] DUESBERG, R., u. W. SCHROEDER: Pathophysiologie und Klinik der Kollapszustände. Leipzig: Hirzel 1944.
[12] EDHOLM, O. G.: Physiological changes during fainting, in: Ciba Symposium on Visceral Circulation. London: Churchill 1952.
[13] GALLETTI, P. M., and G. A. BRECHER: Cardiovascular adaptation to partial heart-lung by-pass. Circulat. Res. 8, 609 (1960).
[14] GELIN, L.-E.: Disturbance of flow properties of blood and its counteraction in surgery. Acta chir. scand. 122, 287 (1961).
[15] GERSMEYER, E. F.: Der Kreislaufkollaps. Berlin-Göttingen-Heidelberg: Springer 1961.
[16] GUYTON, A. C.: Circulatory shock and physiology of its treatment, in: Medical Physiology, 2. Ed. London: Saunders 1961.
[17] HIRSCH, H., u. E. MARX: Veränderungen von Siebungsdruck und Haematokrit des venösen Gehirnblutes nach kompletter Gehirnischaemie. Pflügers Arch. ges. Physiol. 278, 112 (1963).
[18] — u. H. P. KÜNZEL: Einwirkungen eines erhöhten Siebungsdrucks im Perfusionsblut auf das ECoG des Katzengehirns. Pflügers Arch. ges. Physiol. 278, 112 (1963).
[19] — R. L. SWANK, M. BREUER, W. HISSEN and D. SACHWEH: Use of homologous and heterologous blood in extracorporal circulation. Amer. J. Physiol. (im Druck).
[20] HÖKFELT, B., S. BYGDEMAN u. J. SEKKENES: Die Beteiligung der Nebennieren am Endotoxinschock, in: Schock, Ciba-Symposion. Berlin-Göttingen-Heidelberg: Springer 1962.
[21] ILLIG, L.: Die terminale Strombahn. Berlin-Göttingen-Heidelberg: Springer 1961.
[22] ISSELHARD, W., R. L. SWANK, H. MERGUET u. E. RIETHMÜLLER: Pyrex-Glaswoll-Filter zur kontinuierlichen Filtration von Blut im extracorporalen Kreislauf. Pflügers Arch. ges. Physiol. 278, 111 (1963).
[23] KLEINSCHMIDT, A., in R. DUESBERG u. H. SPITZBARTH (Herausgeb.): Klinik und Therapie der Kollapszustände. Stuttgart: Schattauer 1963.
[24] KNISELY, M. H., T. S. ELIOT and E. H. BLOCK: Sludged blood in traumatic shock. Arch. Surg. 51, 220 (1945).

25. KOOTZ, F.: Der totale und partielle extrakorporale Kreislauf im Tierversuch. Habilitationsarbeit, Köln (in Vorbereitung).
26. KRAMER, K.: Das akute Nierenversagen im Schock, in: Schock, Ciba-Symposion. Berlin-Göttingen-Heidelberg: Springer 1962.
27. LASCH, H. G., K. MECHELKE, E. NUSSER u. F. DAOUD: Der Einfluß der Fibrinolyse auf den Verlauf des hämorrhagischen Schocks. Klin. Wschr. **39**, 1137 (1961).
28. LEWIS, T.: Lecture on vasovagal synkope and carotid sinus mechanism. Brit. med. J. **1932/I**, 873.
29. LUTZ, B. R.: Intravascular agglutination of the formed elements of blood. Physiol. Rev. **31**, 107 (1951).
30. MATTHES, K.: Kardiogener Schock, in: Schock, Ciba-Symposion. Berlin-Göttingen-Heidelberg: Springer 1962.
31. NAHAS, G. G.: In vitro and in vivo effects of amine buffers. Ann. N. Y. Acad. Sci. **92**, 338 (1961).
32. RODRIGUEZ-ERDMANN, F., u. H. G. LASCH: Quantitative und qualitative Störungen der Thrombocyten nach Injektion hochmulekularer Polymerer. Thrombos. Diathes. haemorrh. (Stuttg.) **5**, 518 (1961).
33. SCHNEIDER, M.: Zur Pathophysiologie des Gehirnkreislaufs. Acta neurochir. (Wien) Suppl. **7**, 34 (1961). Pathophysiology of brain blood flow. Proc. Int. Congr. Neurol. 1961.
34. STUCKEY, J. H., M. M. NEWMAN, CL. DENNIS, E. H. BERG, S. E. GOODMANN, CH. C. FRIES, K. E. KARLSON, N. BLUMENFELD, S. W. WEITZNER, L. S. BINDER and A. WINSTON: The use of the heart-lung-machine in selected cases of acute myocardial infarction. Surg. Forum **8**, 342 (1958).
35. SWANK, R. L.: Alteration of blood on storage: Measurement of adhesiveness of "aging" platelets and leucocytes and their removal by filtration. New Eng. J. Med. **265**, 728 (1961).
36. — Adhesiveness of platelets and leucocytes during acute exsanguination. Amer. J. Physiol. **202**, 261 (1962).
37. — H. HIRSCH, M. BREUER and W. HISSEN: Physical state of blood during extracorporeal circulation: Effects of glass wool filtration. Surg. Gynec. Obstet. (im Druck).
38. — — and W. ISSELHARD: Continuous filtration of blood through glass wool in extracorporeal circulation. Symposium on Microcirculation. Pisa 1962 (im Druck).
39. THORN, W., G. JACOBS, H. LAPP and P. v. WICHERT: Metabolische und histologische Veränderungen in Nieren nach 2 oder 3 Stunden Ischämie und Wiederbelebungszeiten bis zu 20 Tagen. Pflügers Arch. ges. Physiol. **276**, 1 (1962).
40. TÖNNIS, W., u. W. BISCHOF: Störungen innerer Organe bei Erkrankungen des Gehirns und des Rückenmarks. Zbl. Neurochir. **4**, 1 (1961).
41. WIGGERS, C. J.: Physiology of shock. New York: Commonwealth Fund. 1950.
42. ZIMMERMANN, W. E.: Der Trispuffer in klinischer Anwendung. Dtsch. med. Wschr. **88**, 1305 (1963).

Morphologische Untersuchungen über das Schicksal von Plasmaexpandern*

Von J. LINDNER

Aus dem Pathologischen Institut der Universität Hamburg
(Direktor: Prof. Dr. med., Dr. h. c. C. KRAUSPE)

Zunächst möchte ich Ihnen und dem Vorstand für die freundliche Einladung und die große Ehre danken, vor Ihrer Gesellschaft sprechen zu dürfen.

Das Thema Plasmaexpander stellt ein Gebiet dar, in dem die Anaesthesisten von Beginn an auf das engste mit dem Morphologen verbunden waren. Die Plasmaexpanderfrage besitzt heute die gleiche Aktualität wie vor 20 Jahren, als sie erstmals systematisch aufgegriffen wurde — wenn wir von den ersten Erfahrungen speziell mit den Gummi arabicum-Lösungen im ersten Weltkrieg absehen — da die Dinge seinerzeit wegen zu zahlreicher Nachteile nicht weiter verfolgt wurden.

Etwa gleichzeitig haben im Jahre 1943 GRÖNWALL u. INGELMAN in Schweden Versuche mit *Dextran* begonnen, HECHT u. WEESE in Deutschland mit *Periston*. Damit sind zugleich die beiden in den letzten 20 Jahren am meisten in den Vordergrund getretenen Plasmaexpander genannt, auf deren geschichtliche Einzelheiten ich hier ebensowenig eingehen will, wie auf die Ihnen ebenfalls bekannten Daten der Entwicklung, Chemie, Physiologie, Pharmakologie und Klinik dieser dextran- bzw. kollidonhaltigen Blutflüssigkeitsersatzmittel.

In den letzten Jahren ist als dritter Plasmaexpander der zunächst als Haemogel, nun als *Haemaccel* bezeichnete hinzugekommen, welcher die alte Tradition der Verwendung von Gelatine mit neuem und glücklicherem Vorzeichen aufgenommen hat.

Wenn ich somit einleitend versucht habe, mit einigen Worten die Bedeutung der Plasmaexpander herauszustellen, so ist es selbstverständlich in diesem Kreise nicht notwendig, weitere Einzelheiten dazu anzugeben.

---

* Vortrag gehalten anläßlich der Arbeitstagung der Deutschen Gesellschaft für Anaesthesie am 26.—27. Januar 1963 in Frankfurt am Main.

Wir kommen deswegen konkreter zur „Morphologie der Plasmaexpander".

Die *morphologische Forschung* war von Anfang an mit der Untersuchung der Plasmaexpander beschäftigt, denn die jeweiligen Forscher und Hersteller wollten möglichst genaue Einzelheiten über das Schicksal dieser makromolekularen Stoffe im menschlichen und tierischen Organismus wissen.

Einzelne Organe wurden besonders untersucht, teils wegen der Frage nach speziellen Schädigungen, teils wegen der Vorstellung, Sorge oder auch Feststellung *sog.* Speicherungen. Das betraf in erster Linie das uns allen bekannte sog. reticulo-endotheliale System (RES) im engeren und weiteren Sinne, also speziell Lymphknoten, Milz, Knochenmark und Leber.

Schon bei diesen Untersuchungen entstanden eine Reihe von *Schlagworten* — neben „Speicherung" z. B. die sog. „Blockade". Diese Schlagworte haben im weiteren Verlauf der Plasmaexpandergeschichte nicht nur zu falschen Vorstellungen, sondern auch zu erheblichen Irrtümern und Fehlschlüssen geführt. Diese gipfelten schließlich in der Behauptung der Existenz sog. Polymerkrebse (durch HUEPER). Auch diese sehr folgenschwere und verhängnisvolle Behauptung ist falsch, wie wir nachweisen konnten. Ich komme darauf zurück!

Aber verständlicherweise interessierte den *Kliniker* und *Anaesthesisten* am meisten *das* Organ, welches in erster Linie für die Ausscheidung der Plasmaexpander verantwortlich ist, also die *Niere*.

Die deshalb in großem Maße durchgeführten morphologischen Untersuchungen der Niere haben ebenfalls lange Zeit zu Überbewertungen von Einzelbefunden und damit zu zahlreichen Mißverständnissen zwischen dem Morphologen und dem Kliniker geführt.

Da ich selbst seit über 10 Jahren morphologische Untersuchungen über das Schicksal von Plasmaexpandern im menschlichen und tierischen Organismus durchführe, kenne ich das Problem sehr genau! Deswegen sehe ich die *Hauptaufgabe dieses Referates* darin, so gut wie möglich die Mißverständnisse auszuräumen, welche im Laufe des letzten Jahrzehnts auf diesem Gebiet entstanden sind — in erster Linie durch den Morphologen selbst!

Er — der Morphologe — macht sich in der verständlichen Freude über den Fortschritt seiner modernen Methoden nämlich gar nicht klar, was er mit der Darstellung der dabei gewonnenen Ergebnisse angerichtet hat, denn er betont nicht ausreichend, daß methodische Gründe dafür verantwortlich sind, *daß* er und *wie* er Nachweise von Plasmaexpandern in einzelnen Zellen und Organen dargestellt. Ich muß Ihnen — das hat meine Erfahrung gezeigt — dieses für das *gemeinsame Verständnis* ungeschickte Verhalten des Morphologen erläutern: Beginnen wir mit dem wichtigsten modernen morphologischen Untersuchungsverfahren: der *Histochemie*. Diese Forschungsrichtung stellt den Versuch dar, durch spezifische Färbeverfahren histotopologische Stoffnachweise durchzuführen. Die Methoden der Histochemie untersuchen also den chemischen Aufbau von Zell- und Gewebsstrukturen. In steigendem Maße werden chemisch wohl definierte, möglichst spezifische Färbeverfahren gewonnen und verwendet. Aber noch sind viele Verfahren kritisch. Nennen wir als Beispiel den Dextrannachweis. Hier kommen die bausteinhistochemischen Verfahren für Polysaccharide in Frage. Es gibt kein ausschließlich spezifisches histochemisches Färbeverfahren für Dextran, sondern nur den Weg der Ausschlußanalyse durch Anwendung verschiedenster Oxydationsmittel und Aldehydreagentien, Zeit- und weitere Faktorenvariationen, Verwendung enzymatischer und allgemeiner Extraktionsverfahren zur weiteren Differenzierung und Detaillierung dieser gruppenspezifischen Methoden etc. Diese Voraussetzungen müssen beachtet und bei entsprechenden Darstellungen sowie darauf fußenden Beweisführungen dem Nichtfachmann angegeben und erklärt werden. Erfolgt dies nicht, entstehen Mißverständnisse. Es kann also irreführend sein, wenn man ohne diese von mir eben noch einmal ausdrücklich angegebenen Vorbedingungen und Einschränkungen Bilder zeigt, wie etwa die hier beispielhaft dargestellten Ausschnitte von Organen nach Gabe der einzelnen Blutflüssigkeitsersatzmittel.

Auch mir ist erst im Laufe meiner morphologischen Arbeiten über Plasmaexpander klargeworden, daß die einfache Projektion derartiger Bilder bei dem nicht ununterbrochen mit derartigen Untersuchungen Beschäftigten falsche Vorstellungen hervorrufen muß. Wenn Sie diese kräftig roten Tröpfchen in den Tubulusepithelien der Niere betrachten, so muß man nachdrücklich dazu sagen, daß das hier in Abb. 1 a sich rot anfärbende granuläre Material keineswegs ausschließlich aus Dextran besteht. Es ist im Rahmen der histologischen Gewebszubereitung aus den intravitalen Koazervatbildungen und Entmischungsvorgängen im Cytoplasma entstanden. Die injizierten

Fremdkolloide stehen in steter Wechselbeziehung mit den umgebenden körpereigenen zelligen und zwischenzelligen Makromolekülen. Das granuläre Material stellt das fixierte und gefärbte Reaktionsprodukt der Dextranpassage durch die Hauptstückepithelien dar.

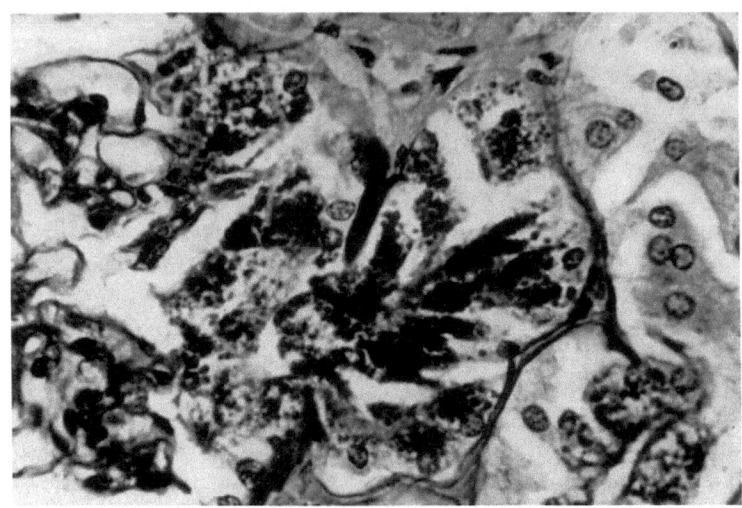

Abb. 1a. Polysaccharidhaltiges und dadurch intensiv in der Perjodsäure-Leukofuchsin-Reaktion (PAS) anfärbbares Material vorwiegend in Tubulusepithelien der Niere, mit Einstülpung in den Kapselraum, z.T. auch in Glomerulothelien (im Winterschlaf gelegentlich auftretendes Reaktionsprodukt der Dextranpassage, Weiteres s. Text)

Auch Abb. 1b und c sollen dem Verständnis der histologischen sowie der histochemischen Darstellung des Schicksals von Makromolekülen, die dem Körper zugeführt wurden, dienen — hier speziell in der Niere. Abb. 1b zeigt das Glomerulum einer Maus, 2 Std nach Injektion von Eisendextran. Auch hier ist ein passagerer Befund abgebildet, der nur so lange besteht, wie die Ausscheidung des Eisendextran andauert. Ist sie beendet (abhängig von Dosismenge, mittlerem Molekulargewicht und Molekulargewichtsverteilung), wird diese Eisenreaktion negativ. Aber auch hier handelt es sich selbstverständlich um eine einseitige Darstellung, die das Wesen, die conditio sine qua non jedes histotopochemischen Stoffnachweises, aber auch jedes klassischen histologischen Färbeverfahrens ist:

Mit dem gewählten Verfahren färbe ich nur *eine* Stoffgruppe oder -komponente an. Je besser, also je spezifischer das Verfahren ist, um so stärker ist die isolierte Anfärbung eines anorganischen oder organischen Bausteines der betreffenden Zell-, Gewebs- oder Organstruktur. In gleichem Maße wächst aber die Gefahr des Mißverständnisses: Denn in den seltensten Fällen besteht die betreffende Struktur nur aus einer, nämlich der angefärbten Stoffkomponente. Das erscheint so selbstverständlich, daß eine Besprechung

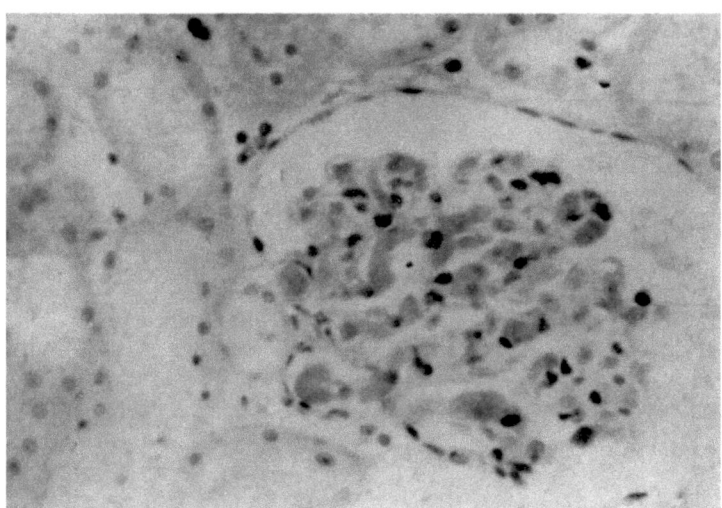

Abb. 1b. Glumerulum einer Maus, 2 Std nach Injektion einer speziellen Form von Eisendextran, in diesem Falle von Myoferon (Hoechst), dargestellt mit dem Eisennachweis der sog. Berlinerblau-Reaktion (dieselben Orte sind PAS-positiv), Weiteres s. Text

trivial wäre, wenn die Erfahrung nicht zeigte, daß die Gefahr derartiger Mißverständnisse mit der Zunahme spezifischer histochemischer Färbeverfahren wächst. Denn die klassischen histologischen Färbungen dienten mehr der Erfassung größerer Stoffgruppen oder Gewebskomplexe. Dadurch wurde dieser, jeder gefärbten Darstellung mikroskopischer Strukturen eigene Fehler nicht so deutlich spürbar wie bei der nun im Rahmen der Histochemie stattfindenden stärkeren Isolierung von Stoffkomponenten.

Meine Damen und Herren, ich hätte dieser Frage nicht so viel Raum in meiner Einleitung zugebilligt, wenn es unsere Erfahrung nicht dringend erforderlich gemacht hätte. Sie werden mich jetzt verstehen und mir zustimmen, wenn ich wiederhole, daß die roten Granula in der Abb. 1a die Anwesenheit von Dextran anzeigen, daß diese Zellen aber keineswegs nur Dextran enthalten, wie aus

Abb. 1 b ebensowenig zu schlußfolgern ist, daß die blau dargestellten Glomerulumschlingen nur „aus Eisen" bestehen. Eine entsprechende kohlenhydrat-bausteinhistochemische Anfärbung, z. B. die Perjodsäure-Leukofuchsinreaktion in der für Dextran von uns wie von MOWRY angegebenen Modifikation, zeigt nun anstelle der

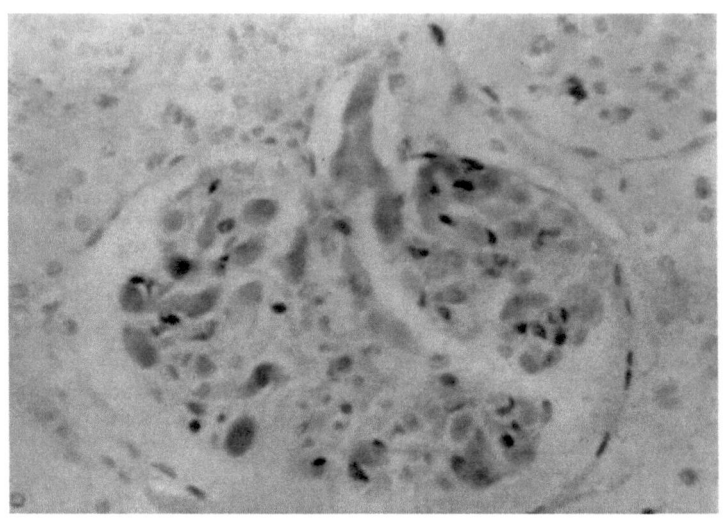

Abb. 1c. Glomerulum einer Maus, 2 Std nach Injektion einer kolloidalen Eisenlösung (nach DAB 6), dargestellt mit der Berlinerblau-Reaktion

im Original blauen Eisenanfärbung eine rote Dextrananfärbung. (Der im Druck nur reproduzierbare Schwarz-Weiß-Abzug beider im Vortrag gezeigten Farbdiaoriginale sieht gleich aus, weswegen die Gegenüberstellung der Abbildungen beider Reaktionen im Druck unterbleibt.) Es darf weiterhin dabei nicht vergessen werden, daß durch diese „einseitige Darstellung", die für jede histologisch-histochemische Anfärbung eigentümlich, charakteristisch, ja immanente Voraussetzung ist, im vorliegenden Falle, also z. B. in Abb. 1 b und c, die organischen Lipid-Kohlenhydrat-Protein-Bausteine der Glomerulumgrundstruktur völlig überdeckt und überfärbt werden. Trotzdem sind sie natürlich nach wie vor vorhanden, man „übersieht" sie nur. Das ist es, was ich hier bewußt machen wollte!

Abb. 1 c zeigt im Vergleich zum Eisendextran, das eine Zeitlang ebenso fälschlich wie Dextran selbst für carcinogen gehalten wurde, das entsprechende Glomerulumbild 2 Std nach intraperitonealer Applikation einer kolloidalen Eisenlösung bei der Maus. Es verschwindet ebenso wie das Ausscheidungsbild nach Eisen-Dextrangabe. Im Gegensatz dazu ist die parallele PAS-Färbung am Folgeschnitt hier negativ.

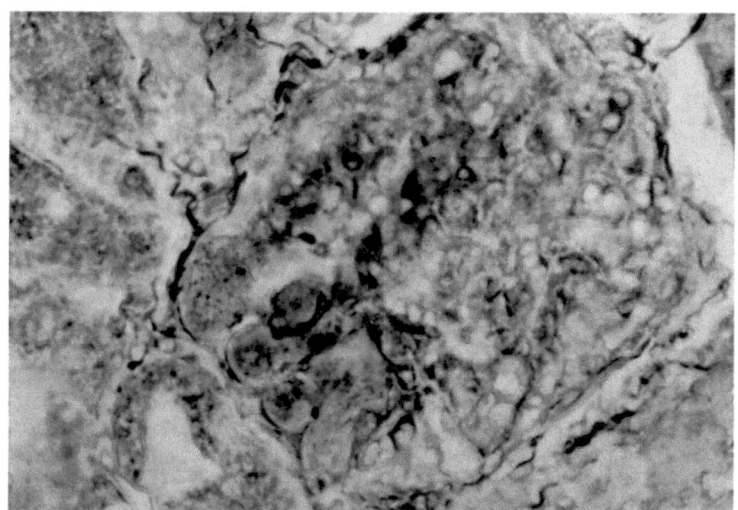

Abb. 2. Glomerulum einer Ratte, passager mögliche Ausscheidungsbilder von Haemaccel (Gomori-Versilberung)

Abb. 2 zeigt nun im Vergleich zu den beiden vorausgehenden Abbildungen ein Ausscheidungsstadium nach Haemaccelgabe bei der Ratte, das selten in dieser Weise erfaßt, aber unter Berücksichtigung des zuvor Gesagten auch einfach erklärt werden kann.

Abb. 3 zeigt schließlich ein Vergleichsbild der Ausscheidung von Periston, wobei wie bei Abb. 1a die Tubulusepithelien (hier mit einem abgeklungenen Stadium der unspezifischen sog. Sucrosenephrose) gezeigt werden, außerdem aber — und das ist charakteristisch für häufigere oder längere Anwendung von kollidonhaltigen Plasmaexpandern — eine Anhäufung von plasmocytoiden Transformations- und Modulationsformen im Zwischengewebe.

Während ich auf die Einzelheiten gerade des Plasmaexpanderschicksals in der Niere später zurückkomme, möchte ich im Dienste des gemeinsamen Verständnisses nun das zweite moderne morphologische Verfahren, nämlich die *Elektronenmikroskopie*, nennen.

Sie alle haben in den letzten Jahren das eine oder andere elektronenmikroskopische Bild gesehen und waren mehr oder weniger erschrocken über die neue Fülle struktureller Details innerhalb und außerhalb der einzelnen Zellen. Dem Morphologen geht es ähnlich, wenn auch hier bereits wieder die gefährliche Tendenz zur Uniformierung besonders der Cytoplasmadetails deutlich wird —

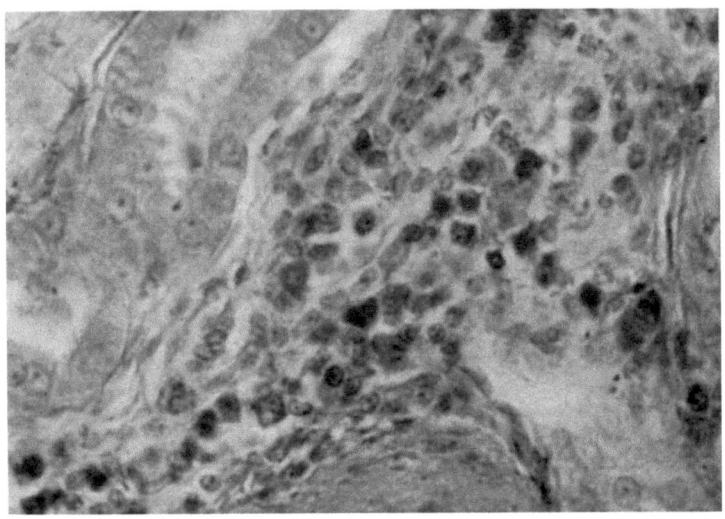

Abb. 3. Rattenniere, hier nach mehrfacher Peristoninjektion mit plasmacytoiden Zellformen intertubulär (Methylgrün-Pyroninfärbung), Weiteres s. Text

oder die fruchtbare Beschränkung auf wesentliche feinstrukturelle Unterschiede. Aber bitte, bleiben wir bei der Niere, und stellen wir uns nun vor, daß eine einzige Tubulusepithelzelle der zuvor gezeigten Art Hunderte von Mitochondrien speziell an der Zellbasis besitzt. In *einem* elektronenmikroskopischen Schnitt aber und in *einem* Bild desselben haben wir bei der üblichen Schnittdicke von 300—400 Å weniger als $1/100$ dieser Zelle vor Augen. Wenn wir dann, wie in den gemeinsam mit GUSEK durchgeführten elektronenmikroskopischen Untersuchungen mit Eisendextran — durch die Elektronendichte des Eisens ein besonders geeignetes Material zur elektronenmikroskopischen Sichtbarmachung des Schicksals von Makromolekülen — von vielleicht 10 in einem Bildausschnitt sichtbaren Mitochondrien 1 oder 2 in irgendeiner Weise mit diesen Makromolekülen beladen, deformiert oder gar zerstört sehen, die anderen aber nicht — so ist ohne weiteres klar, wie schwierig die Beurteilung der gesamten Zelle mit dieser Methodik wird. Funktionelle Aussagen über den Zustand dieser Zelle oder gar des gesamten Tubulusepithels auf Grund dieses einen oder eines anderen Details sind — ohne daß man hier das Wort Statistik nur zu nennen braucht — häufig unmöglich oder

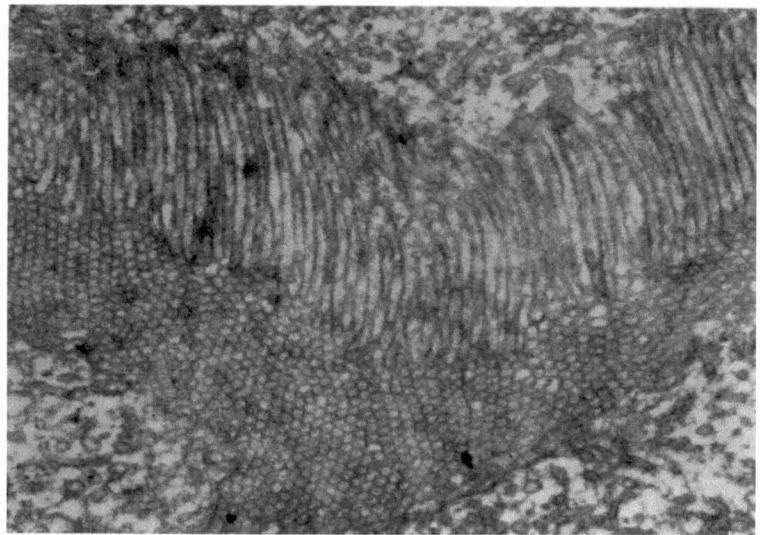

Abb. 4a. Detail s. Text

einfach falsch. Darauf haben wir wörtlich und eindringlich 1959 an Hand der bis dahin gemeinsam mit GUSEK gewonnenen elektronenmikroskopischen Befunde nach Gabe von Eisendextran hingewiesen. Wir zeigen und besprechen das Wesentliche kurz an Hand dieser drei Abbildungen von Herrn GUSEK:

Die Abb. 4a zeigt das charakteristische elektronenmikroskopische Bild des Bürstenbesatzes eines proximalen Hauptstückepithels der Rattenniere dieser gemeinsam mit GUSEK vorgenommenen Untersuchungen. Die Bürstenbesatzdichte kann nach RHODIN durch ein fixierungsbedingtes Kollabieren des Epithels zustandekommen.

Abb. 4b: An der Epithelbasis ist elektronenmikroskopisch eine gefaltete, tief ins Zellinnere eingestülpte Cytoplasmamembran zu sehen, welche im Zellinneren doppelt konturiert ist und wahrscheinlich aus Eiweißen und Lipoiden besteht. Durch diese Anordnung dieser sog. β-Cytomembranen (SJÖSTRAND) entstehen basale Cytoplasmafächer, in denen Mitochondrien und andere Zellorganellen liegen. Nach RHODIN greifen Cytoplasmafächer benachbarter Epithelien lamellenartig ineinander, wodurch die intercelluläre Fläche vergrößert wird. Die Cytoplasmamembranen reichen basal ungefähr bis in die tubuläre homogene Basalmembran,

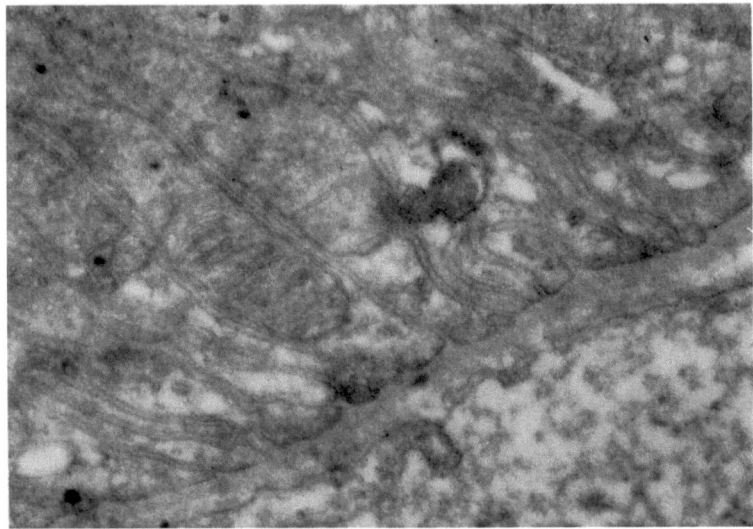

Abb. 4b. Einzelheiten s. Text

mit der die Zellmembran durch eine Zementschicht verbunden ist. In Abb. 4b, von GUSEK an der Rattenniere nach Gabe von Dextraneisen gewonnen, ist neben der genannten Lage der längsovalen Mitochondrien (mit erhaltener typischer Innenstruktur) in den β-Cytomembranfächern in Bildmitte eine Vacuole mit stärker kontrastierter einschichtiger Außenmembran und elektronendichtem Inhalt zu sehen. Es wird angenommen, daß es sich dabei um die Darstellung intracellulär eingetretenen Dextraneisens handelt. Auffällig ist die daruntergelegene (schräg durch das Bild ziehende) Basalmembran des Hauptstückepithels. Diese Basalmembran ist aufgequollen, verbreitert, z. T. feinvacuolisiert. Es ist wahrscheinlich, daß wir damit das elektronenmikroskopische Bild für die früher von uns lichtmikroskopisch und histochemisch als vermehrt

PAS-positiv usw. beschriebene Aufquellung der Tubulusbasalmembran erfaßt haben.

In der Abb. 4c sehen wir an- und eingelagertes elektronendichteres Material, das wahrscheinlich ebenfalls Dextraneisen ist. Dafür sprechen die weiteren histochemischen Vergleichsuntersuchungen mit der zuvor beschriebenen positiven Eisen- und PAS-Reak-

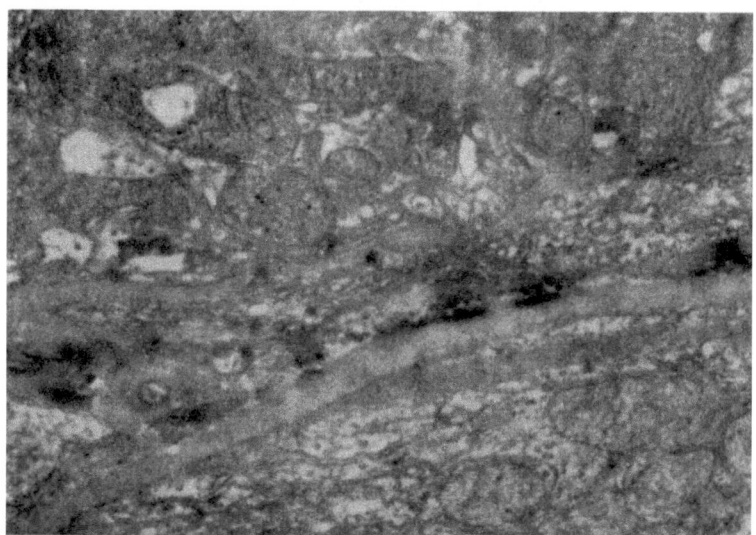

Abb. 4c. Beschreibung s. Text

tion im Bereich der Tubulus-(wie auch der Glomerulum-)basalmembranen. Ob es sich hierbei um eine Abgabe von rückresorbiertem Dextran aus dem Epithel durch seine und die angrenzende capilläre Basalmembran in die peritubulären Venen handelt, oder ob hiermit der theoretisch für niedermolekulare Dextranfraktionen mögliche umgekehrte Weg erfaßt wurde, muß offen bleiben. Im Epithel sind noch einige der bekannten Einzelstrukturen (Cytoplasmavacuolen, umschriebene Mitochondrienveränderungen etc.) zu sehen. Bereits 1959 wurde an Hand dieser Details darauf hingewiesen, daß es bei derartigen Bildern immer wieder notwendig ist daran zu erinnern, daß bei dieser 20000—40000fachen Vergrößerung nur *ein* winziger Ausschnitt *einer* Zelle gezeigt wird. Man muß sich die überreichliche Strukturfülle innerhalb eines einzigen

Tubulusepithels wirklich vergegenwärtigen, um somit die Bedeutung dieser morphologischen Untersuchungen, aber auch die Schwierigkeit ihrer Aussagen zu funktionellen Fragen richtig zu verstehen. Diese und die nun hier noch einmal komprimiert vorgetragene Warnung vor falschen Interpretierungen, Verallgemeinerungen oder Analogieschlüssen hat der Morphologe in dieser Deutlichkeit bisher zumeist nicht ausgesprochen, wenn er entsprechende Bilder auch vor Nichtfachleuten zeigt, wie z. B. GABLER, der auf Grund recht weniger elektronenmikroskopischer Bilder sogar ganze Funktionsschemata ableiten will.

Ich sage das in diesem Kreise deswegen mit besonderer Kritik, weil wir alle aus eigenster Erfahrung wissen, wie sehr man immer wieder in der Medizin durch Ergebnisse verblüfft wird, die mit modernen, einem selbst aber nicht ausreichend bekannten Methoden gefunden werden, wenn der entsprechende Methodiker im Übereifer vergißt, das von sich aus zu sagen bzw. zu erklären.

Das alles gilt letztlich auch für die dritte wichtige moderne Methode der Morphologie, nämlich die *Autoradiographie*. Wir wissen alle, daß seit über 10 Jahren Untersuchungen im Gange sind, die genannten Plasmaexpander durch radioaktive Isotope zu markieren und dann nicht nur radiochemisch, also unter Zerstörung der Strukturen *quantitativ*, sondern auch autoradiographisch, also mit exakter morphologischer Lokalisation auch *qualitativ* nachzuweisen. Die bisherigen Ergebnisse sind zwar genauso wie die mit den anderen modernen morphologischen Verfahren gewonnenen für den Fachmann hoch interessant, aber für den nicht speziell damit Vertrauten ebenso leicht irreführend. Das haben manche Versuche gezeigt. Man muß sich nur einmal bewußt machen, wie beeindruckt man als Fachmann wie als Nichtfachmann von Bildern ist, die gelegentlich veröffentlicht werden, z. B. Serienschnitte von Tieren, welche ganz kurze Zeit nach Injektion eines radioaktiv markierten Plasmaexpanders vorgenommen wurden. Wir wissen sehr genau, daß ja eine Verweildauer osmotisch wirksamer Konzentrationen von mindestens 6 Std als Voraussetzung klinischer Brauchbarkeit von einem Plasmaexpander geradezu gefordert werden muß.

Ich wende mich hier ganz entschieden gegen die in jüngerer Zeit immer mehr und verwirrend gebrauchte Bezeichnung „Halbwertszeit" für Verweildauer im Blut, Verweildauer im Organismus oder gar Wirkungsdauer eines Plasmaexpanders. Diese Übertragung eines Begriffes aus der Radiochemie hierher ist falsch und absolut irreführend schon wegen der polydispersen Natur solcher Stoffe usw.

Die radioaktive Schwärzung aller blutreichen Organe im Autoradiogramm des Gesamttieres bei Tötung innerhalb dieser Zeit wirkt aber nicht als banale Bestätigung dieser klinischen Grundforderung und -kenntnis über das Schicksal der Plasmaexpander, sondern ganz anders, nämlich alarmierend! Derartige „makroskopische Autoradiogramme" nach Gabe markierter Plasmaexpander haben besonders HANNGREN u. Mitarb. vorgewiesen. Sie versuchten jedoch ebenso wie CARGILL et al. sowie TERRY et al. zugleich radiochemische Fragen mit markiertem Dextran zu lösen. Die Dextranmarkierung ist schwierig, zumindest nach der Wilzbach-Methode, wie wir mit OEFF et al. feststellten. Dagegen hat die erstmals von SCULLY u. Mitarb. beschriebene Biosynthese von C 14-markiertem Dextran den Nachteil, daß das gewonnene radioaktive Produkt für autoradiographische Arbeiten schlecht geeignet erscheint. Obwohl mit radioaktivem Dextran schon längere Zeit an der Klärung bestimmter Teilfragen gearbeitet wird (neben den genannten Autoren besonders von HUSEMANN et al., KABAT et al., GRIMES et al. sowie EVANS et al.) wurde der Versuch minutiöser topologischer Lokalisationen des intra- und extracellulären Schicksals radioaktiven Dextrans im Autoradiogramm erstaunlicherweise nicht gemacht. Dasselbe gilt im Prinzip für andere Plasmaexpander. Auch hier fehlen systematische Untersuchungen besonders an *den* Organen, die sich bei den bisherigen allgemeinen histologisch-histochemischen Prüfungen als besonders wichtig für das Schicksal infundierter Plasmaexpander erwiesen. (Allein diese Organe und ihre charakteristischen Veränderungen werden anschließend gezeigt und besprochen!) Nur Einzelangaben liegen vor oder Analogieschlüsse, z. B. von Autoradiogrammen der Passage tritiummarkierten Inulins in der Niere (GAYER et al.). Aber auch die bisher vorliegenden Mikroautoradiogramme haben Irrtümer und Mißverständnisse hervorgerufen, weil die gerade bei Isotopenuntersuchungen besonders notwendigen Einführungen und Erklärungen für den Nichtfachmann fehlten oder unzureichend waren.

Ich sage das deswegen mit so großer Deutlichkeit, weil somit noch besser meine Kritik gegenüber Veröffentlichungen mikroskopischer Autoradiogramme verstanden wird, wenn sie Schwärzungspunkte durch radioaktives Material in der Dimension von Zellen ohne Berücksichtigung einfacher Zeitfragen etc. zeigen.

Abb. 5 zeigt als Beispiel ein Autoradiogramm von gemeinsam mit OEFF u. Mitarb. 1959—1962 durchgeführten Vorversuchen mit tritiummarkiertem Dextran, hier Markierung einer Reticulumzelle der Milz an der Maus, 8 Std nach der Dextranapplikation (Einschränkung s. o.).

Denn Sie, meine Damen und Herren, interessiert selbstverständlich an den morphologischen Untersuchungen weniger die — ich möchte einmal grob sagen — Spitzfindigkeit feinstruktureller Details mit zunächst noch überwiegend theoretischen Fragestellungen und Problemen, sondern Sie haben ganz konkrete und praktische Fragen an den Morphologen, die er beantworten soll. Diese Fragen

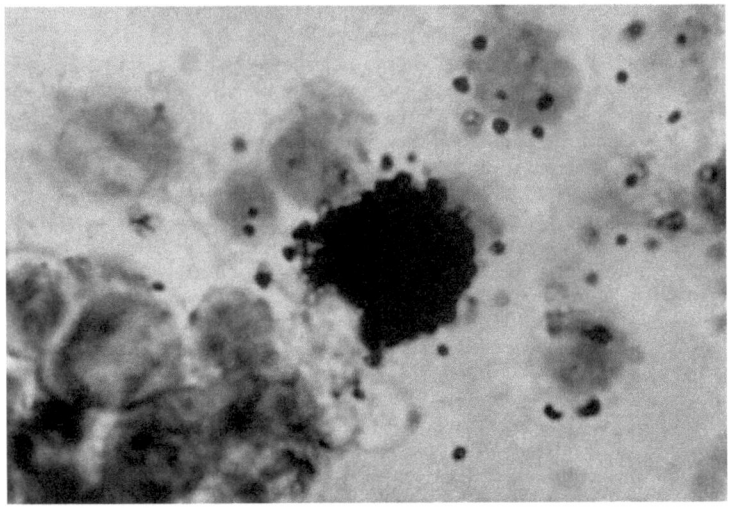

Abb. 5. Autoradiogramm nach Gabe markierten Dextrans (s. Text)

lauten, in einem Satz zusammengefaßt: Führen die verwendeten Plasmaexpander zu Schädigungen bestimmter Zellen oder Organe und können die — wie auch immer gearteten — modernen morphologischen Verfahren solche Schädigungen mit dem notwendigen Maß an Sicherheit finden oder ausschließen?

Eigentlich ist damit bereits alles gesagt, nämlich auch die Unterteilung in akute Schäden, reversible Veränderungen, irreversible Reste, zeitliche Ablagerungen, nachweisbares Schicksal der Plasmaexpander im menschlichen und tierischen Organismus überhaupt, bis zu den zuvor genannten Schlagworten wie Speicherung, Blockade, Krebsbildung, Funktionsschädigungen allgemeiner Art usw.

Meine Damen und Herren, ich hoffe, mit dieser absichtlich in dieser Form gehaltenen und in dieser Länge vorgetragenen Einführung die Standpunkte geklärt und damit auch viele unnötige Details erspart zu haben. Ich brauche mich im weiteren nicht zu wiederholen, sondern nur noch auf die Einleitung zu verweisen, und werde deswegen nicht mehr mit morphologischer Forscher- und Finderbegeisterung irgendwelche Einzelbefunde herausstellen, sondern bin nun genötigt und berechtigt, gewissermaßen eine Übersicht der bisherigen morphologischen Untersuchungen über das Schicksal von Plasmaexpandern zu geben — bei gleichzeitiger kritischer Betrachtung und Verwendung der einschlägigen Veröffentlichungen auf diesem Gebiete. Dabei ist mir ferner erlaubt, nur die wichtigsten Gesichtspunkte dieses Themas zu besprechen, also solche, die den Kliniker am meisten interessieren und die ich schon einleitend erwähnte.

Vor dieser Besprechung möchte ich jedoch betonen, daß meine hier einleitend vorgetragene Stellungnahme und Beurteilung des Gesamtproblems: ,,Morphologie der Plasmaexpander" keineswegs neu ist oder gar im Widerspruch zu meinen früheren Ausführungen steht. Vielmehr haben wir in allen Veröffentlichungen zu diesem Thema seit über 10 Jahren vor der Überbewertung morphologischer Einzelbefunde gewarnt und ihre richtige Einordnung in den bisherigen Wissensstand der betroffenen Fachdisziplinen gefordert. 1955 haben wir bei der ersten Zusammenfassung unserer bis dahin durchgeführten Arbeiten mit dem Titel: ,,Histochemische Untersuchungen über das Schicksal von Blutflüssigkeitsersatzmitteln im menschlichen und tierischen Organismus", anläßlich der 5. Deutschen Bluttransfusionskonferenz in Bochum, der bisher vorgetragenen Situation *wörtlich* in folgender Weise Rechnung getragen:

,,Das Ergebnis dieser sehr ausgedehnten Untersuchungen zeigt erneut die vielseitige Abhängigkeit und Mehrschichtigkeit der Reaktionsweise" — gemeint ist in diesem Zusammenhang: von Einzelteilen des Organismus und diesem als Ganzen — ,,die so bemerkenswerte Diskrepanz zwischen der uniformen morphologischen Erscheinungsweise und ihrer polyätiologischen Kausalität und damit zugleich die Gefahr von *Fehlschlüssen*, die aus mancher Einzelmitteilung über die eine oder andere Erscheinungsform oder Reaktionsweise des Organismus entstehen kann. Je vielschichtiger jedoch die Vergleichsuntersuchungen sind, um so vorsichtiger werden die Aussagen über Zuordnungen des einen oder anderen pathologisch-anatomischen Bildes zu einer einzelnen, exakt bestimmbaren Ursache."

Es steht dort weiter: ,, . . . , daß selbstverständlich jeder in einen lebenden Organismus zugeführte Stoff mannigfaltige Reaktionen hervorruft. Auch eine einfache Kochsalzinfusion beschäftigt den Organismus vielseitig und keineswegs völlig überschaubar. Wenn also zugeführte Stoffe — einer allgemeinen biologischen Gesetzmäßigkeit entsprechend — Stoffwechselvorgänge (oder mindestens Stoffwechselversuche) auslösen, so darf aus dieser Tatsache nicht ein positives oder negatives Werturteil über den betreffenden Stoff abgeleitet werden."

„Der Körper versucht prinzipiell jeden zugeführten Stoff in seinen Stoffwechsel miteinzubauen und setzt dafür die Fülle der ihm zur Verfügung stehenden Fähigkeiten ein. Ungewohnte oder unbekanntere, auch völlig körperfremde und für den Stoffwechsel völlig unbrauchbare Stoffe werden — wie z. T. gezeigt wird — gleichsam abgeschmeckt, es treten sog. ‚Probiervorgänge' auf, der Körper paßt seine in größerem Maße entwicklungsfähigen Funktionsmöglichkeiten den veränderten Umständen an. Zellen, Gewebe, Organe und der gesamte Organismus werden immer wieder vor neue Anforderungen gestellt. Probieren, Üben, Lernen ständig neuer Funktionsmöglichkeiten innerhalb des jeweiligen Funktionsschemas ist dem Lebendigen eigentümlich!"

Diese Hinweise und Zitate sind notwendig zur Klärung unserer eigenen Stellung und als Beleg dafür, daß wir seit jeher darum bemüht waren, die Ergebnisse morphologischer Untersuchungen über das Schicksal von Plasmaexpandern im menschlichen und tierischen Organismus so verständlich, klar, kritisch und sachlich wie möglich darzustellen und in den Bestand der dabei berührten Gebiete der Grundlagenforschung und der klinischen Erfahrungsbereiche einzuordnen.

Diesem Anliegen dient schließlich auch der folgende Hinweis, den ich ebenfalls schon wiederholt und absichtlich *vor* der Demonstration von Einzelbefunden herausgestellt habe: Von den modernen morphologischen Verfahren, also den histochemischen, den elektronenmikroskopischen und den autoradiographischen Methoden, sind bei der Untersuchung von Plasmaexpandern bisher die histochemischen am meisten bekannt und am häufigsten verwendet worden. Wie aber bereits erwähnt, sind mit histochemischen Verfahren wirklich befriedigend nur dextranhaltige Blutflüssigkeitsersatzmittel nachzuweisen. Die von verschiedenen Seiten in früherer und neuerer Zeit veröffentlichten Färbeverfahren für kollidonhaltige Ersatzmittel sind nicht annähernd als „histochemisch" zu bezeichnen; sie stellen mehr oder weniger unspezifische reine Adsorptionsfärbungen dar. Das besagt, daß die verwendeten Farbstoffe auch an zahlreichen, z. T. nicht bekannten Strukturen, Makromolekülen etc. in den Geweben anhaften. Ein sicherer histotopochemischer Nachweis von Periston bzw. polyvinylpyrrolidonhaltigen Plasmaexpandern ist nicht möglich.

Schließlich ist mit voller Betonung festzustellen, daß für das dritte Ersatzmittel, den neu eingeführten und verwendeten Plasmaexpander auf Gelatinebasis, also für das Haemaccel, noch überhaupt kein ausreichendes Färbeverfahren vorliegt. Es ist aber ebenso wie bei anderen Untersuchungen: Aus der Tatsache, daß wir morphologisch wenig über das Schicksal dieses neuen Plasmaexpanders aussagen können, darf nicht ohne weiteres gefolgert werden, daß er nicht in ähnlicher Weise verteilt wird wie die übrigen bisher nachweisbaren Plasmaexpander oder andere makromolekulare Substanzen vergleichbarer Molekulargewichtsverteilungen und -verhältnisse. Denn es darf bei diesem ganzen Problem nie vergessen werden, daß entscheidend für die Reaktionen zwischen den Bestandteilen des Organismus und den zugeführten Makromolekülen ihre physikalisch-chemischen Eigenschaften sind, also in erster Linie: Form, Größe und Gestalt!

Wir selbst haben uns mit unseren Mitarbeitern unter Prüfung zahlreicher Färbeverfahren sehr darum bemüht, diesen neuen Plasmaexpander in Zellen und Geweben nachzuweisen (s. z. B. auch Abb. 2). Soweit ich weiß, sind das die einzigen wirklich systematischen Anfärbungsuntersuchungen. Das muß betont werden, weil damit zugleich klar zum Ausdruck gebracht wird, daß die notwendigen morphologischen Untersuchungen (etwa in gleichem Umfang, wie sie mit den übrigen Expandern durchgeführt wurden) beim Haemaccel noch nicht vorliegen. Was bisher mit Haemaccel gemacht wurde, war nur der routinemäßige erste Arbeitsgang der üblichen morphologischen Prüfungen neueingeführter Pharmaka, nämlich auf toxische Schädigungen, Nebenwirkungen usw. Darauf komme ich zurück. Alles andere ist noch in Arbeit und diese muß nach unserer langen Erfahrung in der morphologischen Untersuchung von Plasmaexpandern sehr breit und umfasend angelegt sein. Das ist hier zu betonen!

Meine Damen und Herren, wenn ich also heute mit Hilfe verfeinerter und spezifizierter histochemischer Methoden in der Lage bin, bestimmte Substanzen in der Zelle und in den zwischenzelligen Gewebsanteilen nachzuweisen, dann darf dieses morphologische Ergebnis nicht deshalb mit einem negativen Werturteil belegt werden, weil es uns vielleicht ungewohnte oder erstaunliche Einblicke in Stoffwechselabläufe gestattet, welche wir bislang nicht hatten. Daher dürfen die oft sehr bunten Farbbilder der verschiedensten Organbefunde an tierischem und menschlichem Material — vorwiegend nach Gabe von Polysacchariden wegen ihrer optimaleren Nachweisbarkeit, also insbesondere des als Blutflüssigkeitsersatzmittel verwendeten Dextran — nicht zu der Annahme verleiten, daß es sich hierbei von vornherein um eine Darstellung von Schädigungen handelt. Vielmehr ist für uns Dextran geradezu zu einer Modellsubstanz für verschiedenste Versuchsanordnungen und für die Prüfung des Stoffwechsels makromolekularer Substanzen überhaupt geworden, weil es sich mit ziemlich einfachen histochemischen Verfahren in der zuvor genannten Weise sorgfältig nachweisen läßt.

Wir kommen jetzt zu den Einzelheiten und damit zur Ausräumung der eingangs genannten, im Rahmen der morphologischen Plasmaexpander-Untersuchungen besonders verhängnisvollen Schlagworte: Ich spreche zunächst über *Stoffaufnahmen* und damit zugleich zum Begriff der *„Speicherung"* und dem Schlagwort *„Blockade des RES"*: Stoffaufnahmen in Zellen geschehen entweder durch passive oder durch aktive Permeation. Die passive Permeation läuft nach dem Fickschen Diffusionsgesetz ohne Energieverbrauch ab, führt zu keiner Anreicherung in der Zelle, gilt nur für niedermolekulare Stoffe und interessiert deshalb hier nicht. Die *aktive Permeation* bzw. *die Resorption* erfordert stets eine spezielle Stoffwechselarbeit im Zellplasma, weil hier Teilchen bis zur Größenordnung von Makromolekülen und Kolloiden bis über 1000 Å-Größe aufgenommen werden (HIRSCH).

Die Stoffaufnahme von Teilchen mit Größen über 1000 Å wird als *Phagocytose* bezeichnet. Eng mit der Phagocytose verbunden ist die *Pinocytose*, also die Aufnahme von Flüssigkeitströpfchen durch die Zelle, deren Einzelphasen nach unseren bisherigen Kenntnissen im Prinzip ähnlich oder gleich ablaufen wie die Einzelphasen der Phagocytose von Makromolekülen. Dabei wird im ersten Schritt eine Adhäsion an der Zelloberfläche, im zweiten Schritt eine Ingestion in die Zelle beobachtet, entweder durch Öffnung der äußeren Plasmamembranen oder durch vorherige zangenförmige Umschließung der Tröpfchen oder Teilchen durch Cytoplasmaausläufer etc. (Weitere Einzelheiten zur Phagocytose und Pinocytose s. HIRSCH, LEWIS, LINDNER, SCHMIDT, WITTEKIND u. a.) Das weitere intracelluläre Schicksal dieser Stoffe hängt natürlich von verschiedenen Faktoren, wie Gesamtmenge, Stoffwechselaktivität, Lokalisation usw. ab. Entscheidend ist aber, daß diese Aufnahmevorgänge zunächst *nicht als Speicherung* zu bezeichnen sind. Denn an jedem aufgenommenen Stoff werden intracelluläre Verdau*versuche* durchgeführt (s. a. o.). Unverdaubare

Materialien werden kürzere oder längere Zeit in den Bläschen des endoplasmatischen Reticulum zurückgehalten, entweder zu Cytosomen transformiert, in der Regel aber abgegeben, entweder durch Ausstoßung aus dem Zelleib oder durch Untergang der Zellen selbst.

Auf Grund der vorliegenden Literaturangaben haben wir in den früheren Mitteilungen eingehend unsere eigenen Untersuchungen zur Frage intrabzw. extracellulärer Verarbeitungen aufgenommener Dextranmoleküle mitgeteilt. Zunächst fanden wir, daß überall dort, wo mit bausteinhistochemischen Verfahren intracellulär Dextran nachgewiesen wurde, eine erhebliche Aktivierung von Zellfermenten erfolgte. Anfangs wiesen wir nur hydrolytische Enzyme nach, später auch Oxydoreduktasen. Bei ausgedehnten Vergleichsuntersuchungen zeigte sich, daß es sich dabei nicht nur um adaptive Fermentsynthesen im Rahmen der primär unspezifischen Zellaktivierung handelt, sondern vermutlich auch um stoffspezifische induktive Fermentsynthesen. Aus allen vorliegenden Befunden war ebenfalls zu folgern, daß intracellulär aufgenommene Dextrane wie andere intracellulär aufgenommene, körpereigene oder körperfremde Makromoleküle zu erhöhten Stoffwechseltätigkeiten dieser Zellen führen.

Ob dabei auch spezifische Dextranabbauvorgänge stattfinden können, blieb zunächst offen, da lange Zeit über den Dextranabbau im menschlichen Organismus nichts Endgültiges bekannt war, obwohl Dextran kein fremder Stoff für den Menschen ist. Der Streptococcus salivarius aut hominis der Mundhöhle bildet Laevan und Dextran, welches durch Bakterien im menschlichen Darm abgebaut wird. Die Ratte und wahrscheinlich auch andere bei diesen Prüfungen benutzte kleine Versuchstiere können bei Bedarf Dextranasen bilden. Zunächst sprachen verschiedene, auch eigene Ergebnisse für die Möglichkeit, daß der menschliche Organismus die Fähigkeit gewinnt, bei hohen Dextrangaben die 1,6-Bindungen, besonders an den (durch Abspaltung der 1,4-gebundenen Seitenketten geschwächten) Zweigstellen des Dextranmoleküls zu spalten, zumal auch das dem Körper am meisten vertraute Hexosepolysaccharid: Glykogen bis zu 50% 1,6-Bindungen aufweist. So wurde lange Zeit angenommen, daß ubiquitär in den Zellen verfügbare Fermente durchaus in der Lage wären, auch an den vom menschlichen Körper nicht abbaubaren, hochpolymeren Polysacchariden randständige Glucosemoleküle „abzuknabbern". Es gelang uns dann durch papierchromatographische Untersuchungen, Hinweise für Ab- und Aufbauvorgänge durch tierisches und menschliches Lymphknotengewebe am Dextran zu gewinnen. Mit STAUDINGER wurde ferner nachgewiesen, daß Homogenate frischer Schweinelymphknoten bei Inkubation mit verschiedenen Polysacchariden, darunter auch Dextran, Abbauvorgänge leisten, wobei Fermentaktivitäten erfaßbar werden, speziell an Amylasen und Oligasen, welche die entsprechenden Fermentaktivitäten des Serum um ein Vielfaches übertreffen. Auch im Urin von Mensch und Tier konnten nach Dextrangaben Mono- und Disaccharide als Spaltprodukte der Dextranseitenketten gefunden werden. Im Rahmen der früher im einzelnen mitgeteilten Untersuchungen wurde weiterhin wahrscheinlich gemacht, daß auch in den Tubulusepithelien der Niere Stoffwechselvorgänge bei der Passage von Dextranmolekülen stattfinden. Auch die entsprechenden sorgfältigen Untersuchungen der ebenfalls im folgenden kurz demonstrierten Lungenveränderungen nach Dextrangaben sprachen für Stoffwechselvorgänge in der Lunge, wie generell überall dort, wo intracelluläre Stoffaufnahmen speziell in mesenchymale Zellen stattfinden.

Diese Befunde sind nun in glänzender Weise durch AMMON gesichert worden. Nachdem ROZENFELD et al. bereits in verschiedenen Geweben und Organen von Ratte, Kaninchen, Hund und Rind papierchromatographisch Dextranasen fanden, zeigte AMMON, daß auch in menschlichem Gewebe, und zwar speziell in Milz, Leber und Nieren, ein dextranspaltendes Ferment mit einem p_H-Optimum von 4,8 vorliegt, das mit der zuvor besprochenen Gewebsamylase nicht identisch ist. Damit ist der lange und heftige Streit über die Körperfremdheit oder -vertrautheit von Dextran beim Menschen zu einer gewissen Klärung geführt worden. Die aus den verschiedenen früheren Untersuchungen entstandene Hypothese, daß höhermolekulare, also nicht ohne weiteres die Niere passierende Dextranmoleküle bei ihrem längeren Verweilen im menschlichen Körper schließlich doch abgebaut bzw. aufgespalten und dann ausgeschieden oder als Zwischenprodukte im intermediären Stoffwechsel weiterverwendet werden, ist durch diese Untersuchungen von AMMON glänzend bewiesen. Ebenso sicher ist, daß nicht nur diese Dextranase, sondern auch andere Mechanismen vom Körper eingesetzt werden, um nicht sofort ausscheidbare Makromoleküle nicht für längere Zeit aufzubewahren bzw. abzulagern, was allein als echte Speicherung bezeichnet werden kann. Zu diesen Mechanismen gehören neben der beschriebenen Wirkung unspezifischer Amylasen auch eine Reihe von allgemeinen, also unspezifischen makromolekularen Veränderungen, z. B. Gestaltveränderungen wie Faltungen, Stauchungen und Knäuelungen dieser Linearmakromoleküle, Bildung von Einschluß- und Pfropfverbindungen etc. sowie verschiedene physikalisch-chemische Veränderungen der Verkleinerung, Vergrößerung, Umformung und Umgestaltung, der Assoziationen und Aggregationen miteinander und mit körpereigenen Molekülen mit davon abhängigen andersartigen Eigenschaften und Schicksalen dieser neugebildeten Mischpolymere etc.

Die letztgenannten Vorgänge treten auch bei völlig körperfremden Makromolekülen auf, wie wir sie zumindest mit dem kollidonhaltigen Plasmaexpander Periston zuführen. Die früher dabei von verschiedenen Autoren gesehenen und beschriebenen langfristigen Ablagerungen werden heute nicht mehr beobachtet, nachdem auch bei diesem Plasmaexpander andere Molekülgrößenverteilungen verwendet werden. Denn von der Molekülgröße hängt in erster Linie die Verweildauer im Organismus ab.

Der neue Plasmaexpander Haemaccel soll zwar im Gegensatz zu den früher verwendeten Gelatinepräparaten deren Nachteile einschließlich sog. Speicherungen nicht mehr besitzen. Jedoch sind nicht nur die morphologischen Untersuchungen zu diesen Fragen noch keineswegs abgeschlossen, wie bereits erwähnt wurde. Nach den bisherigen Mitteilungen scheint es nun so zu sein, daß ein größerer Teil der jetzt verwendeten vernetzten Kollagenabbauprodukte sehr rasch ausgeschieden wird, weil offenbar ein relativ großer Anteil davon niedrige Molekulargewichte besitzt. Es ergab sich ferner, daß wie bei den anderen Plasmaexpandern ein gewisser Teil dieses polydispersen Gemisches entweder von vornherein zu groß ist, um ausgeschieden werden zu können, oder durch die zuvor beschriebenen Reaktionen im Organismus so verändert wird, daß er zunächst nicht ausscheidbar ist. Inwieweit diese intrakorporalen physiko-chemischen makromolekularen Veränderungen die unspezifische proteolytische Spaltbarkeit dieser Gelatineabkömmlinge verändert, ist noch nicht bekannt.

Aus alledem geht hervor, daß alle Makromoleküle, welche einem Körper zugeführt werden, nicht unverändert bleiben, sondern in ständigen Wechselbeziehungen mit den intra- und extracellulären Einzelbestandteilen des Körpers stehen, die nicht allein den Gesetzen der makromolekularen Chemie unterliegen, worüber wir früher eingehend berichtet haben. Alle diese beschriebenen Vorgänge sind zunächst keine echten Speicherungen, sondern Stoffaufnahmen und -abgaben mit ständigen Wechselwirkungen, Probiervorgängen etc.

Von einer *echten Speicherung* ist nur dann zu reden, wenn phagocytierte Makromoleküle längere Zeit intra- oder extracellulär abgelagert werden. Dies sicher nachzuweisen ist außerordentlich schwierig. Man kann ohne Übertreibung sagen, daß die meisten Autoren, welche von Speicherung reden, keine Speicherung beobachtet haben, zumindest keine intracelluläre! Extracelluläre Ablagerungen mit Bildung sog. Verfestigungsprodukte sind früher besonders beim Periston beschrieben worden, als man noch mit anderen Chargen arbeitete und z. T. sinnlose Überdosierung vornahm (TRÄNKNER u. a.).

Wichtig ist daher zusammenfassend folgendes: Es darf vom Kliniker nicht von vornherein unterstellt werden, daß *der Teil* des infundierten Plasmaexpanders, welcher nicht wieder ausgeschieden wird, gespeichert ist! Abgesehen von den für alle Plasmaexpander, welche z. Z. verwendet werden, nicht optimalen Nachweisverfahren der *Ausscheidung*, welche, wie Sie wissen, nicht nur durch die Niere und den Darm, sondern auch auf anderem Wege vor sich gehen kann, bedeutet ein längeres Verweilen von wenigen Tagen bis zu wenigen Wochen von Plasmaexpanderresten im menschlichen Organismus nicht ohne weiteres, daß eine Speicherung vorliegt. Denn wie ich schon wiederholt vorgetragen und veröffentlicht habe, findet gewissermaßen ein *Kreislauf* der Plasmaexpanderteile oder Makromoleküle statt, welche nicht von vornherein ausgeschieden werden. Ob diese mangelnde Ausscheidbarkeit allein aus einem Mißverhältnis der Molekülgröße des Plasmaexpanderpartikels und den viel besprochenen Porenweiten der Capillarmembranen der Glomerula herrührt, bleibt zunächst offen. Denn wie ich ebenfalls häufig in diesem Zusammenhang betont habe, darf man keineswegs etwa davon ausgehen, daß der Plasmaexpander in seiner bekannten injizierten Molekülgrößensortierung im Organismus kreist und vorliegt. Für alle Plasmaexpander, einschließlich des Haemaccel, ist bekannt, daß sie in Kontakt mit den nieder- und höhermolekularen Bausteinen des intra- und extracellulären Raumes Veränderungen erleiden, die bis zur Bildung erheblich vergrößerter Koazervate gehen kann. Alle diese physikalisch-chemischen Umwandlungen, die außerordentlich mannigfaltig und in Einzelheiten durchaus noch nicht übersehbar sind, verändern natürlich das Schicksal der primär infundierten Makromoleküle. Einzelheiten führen auch hier zu weit, allein wichtig ist, daß eine echte *Speicherung* erst dann zu unterstellen ist, wenn über Wochen hinaus Ablagerungen der infundierten Makromoleküle intra- oder extracellulär ohne derartige ständige Weitergaben nach Art eines Kreislaufs im Organismus stattfinden! Der genannte Kreislauf ist von uns in früheren Mitteilungen eingehend beschrieben worden sowohl am tierischen als auch am menschlichen Material. In den letzten Jahren ist dieser Kreislauf auch mit markierten Plasmaexpandern und anderen, nach Molekülgröße und -form vergleichbaren, makromolekularen Substanzen nachgewiesen worden.

Diese Feststellungen sind außerordentlich wichtig, weil sie die Antwort auf viele falsche Behauptungen in morphologischen Plasmaexpanderuntersuchungen der vergangenen Jahre darstellen. Das gilt letztlich auch für die Angaben, Bilder und Behauptungen von HUEPER, welcher einen verhängnisvollen Einfluß auf die Verwendung von Plasmaexpandern durch das Schlagwort der Existenz sog. *Polymerkrebse* hatte.

Wir haben uns jahrelang sehr eingehend mit dieser Frage beschäftigt und können also im Anschluß an die Speicherungsfrage zu diesem Kapitel nur noch folgendes wiederholen: Die Verwendung des Begriffes „Polymerkrebs" im Zusammenhang mit den Plasmaexpandern ist *irreführend* und *falsch*! Auch der Begriff selbst! Denn er unterstellt, daß Polymere auf Grund ihrer physikalisch-chemischen Eigenschaften direkt carcinogen wirken. Dafür existiert aber weder ein theoretischer noch ein praktischer Beweis!

Sie müssen mich entschuldigen, daß ich häufig in meinem Referat mit derartigen Feststellungen arbeite und nicht immer ausreichende Begründungen dazu gebe, aber das würde zu weit führen. Andererseits kann ich wegen der Dringlichkeit dieser Einzelpunkte für das gesamte Problem nicht auf diese Hinweise verzichten. Denn es ist Ihnen am wenigsten damit gedient, wenn ich Serien von morphologischen Durchgangsstadien der Plasmaexpander in den verschiedenen Organen vorweise und diese Bilder, wie es häufig geschieht, bei Ihnen den Eindruck einer enormen Zell- und Gewebsbelastung hinterlassen, während die sich konsequent daran anschließenden Fragen aber unbeantwortet bleiben.

Ich komme damit zu dem leidigen Begriff der sog. *Blockade des RES*. Eine derartige Blockade des reticulo-endothelialen Systems gibt es weder bei der gebräuchlichen Anwendung von Plasmaexpandern noch bei extremen Überdosierungen derselben. Die Vorstellung einer Blockade des RES ist falsch, das ganze ein typisches Scheinproblem im Rahmen der Plasmaexpanderforschung, wie wir in unseren früheren Arbeiten eingehend begründet haben. Wir können uns hier deswegen nach den gemachten Voraussetzungen mit einer kurzen Darstellung an Hand der einschlägigen Gewebe und Organe begnügen: In den ubiquitär im Organismus verteilten Bestandteilen des reticulo-endothelialen Systems im engeren und weiteren Sinne werden infundierte Makromoleküle in erster Linie aufgenommen. Wie wir wiederholt beschrieben, findet man die Plasmaexpander, speziell das histochemisch gut nachweisbare Macrodex, bereits kürzere Zeit nach der Zufuhr nicht nur in den regionären, sondern auch in zahlreichen anderen Lymphknoten des Körpers.

Abb. 6a zeigt einen Rattenlymphknoten, 1 Std nach Injektion von 6% Macrodex in das regionäre Zuflußgebiet (Hinterpfote) in der PAS-Färbung: beträchtliche Ausweitung der Sinus, Proliferation von Sinusendothelien, z. T. bereits auch schon von Reticulumzellen, mit Dextran-Phagocytosen.

Die Verteilung zugeführter Makromoleküle im Organismus erfolgt nach bestimmten Gesetzmäßigkeiten, die von zahlreichen Faktoren abhängig sind. Eine sog. Blockade des RES war deswegen nie nachweisbar. Dieser aus den alten Farbstoff-Speicherversuchen stammenden Annahme widerspricht gerade die spezifische Arbeitsweise des RES, die von verschiedenen Autoren in neuerer

Zeit eingehend geschildert wurde (FRESEN, SCHALLOCK, LINDNER u. a.), denn jeder Anreiz zu einer Stoffaufnahme bewirkt zunächst eine *Proliferation* der reticulären und endothelialen Zellen. Eine „mechanische Verlegung" dieses Zellsystems ist also bereits aus quantitativen Gründen unmöglich. Auf Anforderung erfolgt eine beliebige Vermehrung und Erweiterung des RES. Auch bei sehr

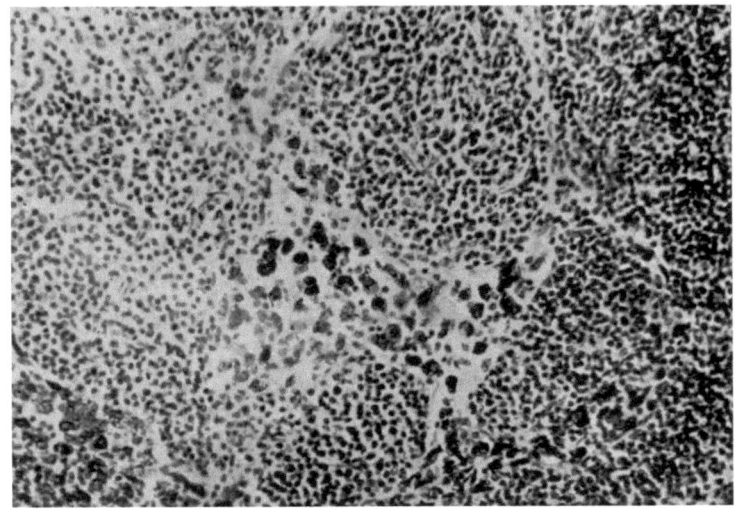

Abb. 6a. Rattenlymphknoten (Beschreibung s. Text)

reichlicher Gabe der Plasmaexpander, wie wir sie in den Tierversuchen durchführten, war jeweils nur ein Bruchteil der Gesamtheit des RES mit derartigen Stoffaufnahmen beschäftigt. Das gilt auch für kombinierte Stoffzufuhren.

Für unsere Feststellungen sprechen auch die eingehenden Untersuchungen von FRIMMER, obwohl gerade dieser Autor seinerzeit die Blockade des RES durch verschiedene der damals gebräuchlichen Plasmaersatzmittel in Abhängigkeit von der Zeit nach ihrer Applikation beweisen wollte. Er benutzte damals den dextranhaltigen Plasmaexpander Onkotin, der heute nicht mehr verwendet wird, weil er gerade durch seine ungünstigen makromolekularen Eigenschaften im Gegensatz zu den in Macrodex verwendeten Dextranchargen nicht nur im RES zu verschiedenen nachteiligen Gewebsreaktionen führte. Aber auch dabei erhob FRIMMER mit völlig anderer Methodik Befunde, die er selbst nicht erklären konnte, welche uns aber als Gegenargumente gegen die Existenz einer sog. Blokkade des RES im Rahmen der Plasmaexpanderanwendung dienen. Das ist im wesentlichen die Tatsache, daß jeder Anreiz zur Stoffwechselleistung, also bereits die Stoffberührung und Stoffaufnahme zu den beschriebenen zunächst unspezifischen Fermentaktivierungen führen und damit zu einer enormen Steigerung der Funktions- und Leistungsfähigkeit des RES als Ganzem. Diese sofort einsetzende Proliferation führt zu einer nicht unbeträchtlichen Vermehrung der Einzelzellen und somit weiterhin der Gesamtheit des RES. Es erfolgen also auf Anforderungen beliebige Erweiterungen dieses Systems, welches nicht nur aus den reticulo-endothelialen Elementen der Lymphknoten, der Milz und der Leber besteht, sondern auch alle reticulären Zellformen des Bindegewebes im weitesten Sinne einschließt. Die einzelnen Bestandteile des RES werden in unterschiedlicher Weise mit der Aufnahme der zugeführten Stoffe beschäftigt. Unsere früher im einzelnen veröffentlichten Untersuchungen haben gezeigt, daß auch bei verschiedener Applikationsart keineswegs nur der einfache Weg: Injektionsstelle — regionärer Lymphknoten — Blutbahn — Leber und Milz, sondern eine recht unterschiedliche Verteilung der zugeführten Stoffe in den verschiedensten reticulo-histiocytären Zellgruppen des Körpers stattfinden kann. Die *Verteilung* zugeführter (nicht nur makromolekularer) Stoffe im Organismus der jeweiligen Tierart oder des Menschen unterliegt offenbar sehr unterschiedlichen Gesetzmäßigkeiten, die wir noch keineswegs ausreichend kennen. Dabei spielen sicher nicht nur die bisher allein hervorgehobenen Faktoren wie Durchblutungsänderungen, Stoffwechselvorgänge, Funktionszustände, Arbeitsverteilungen, speziell das RES etc. eine Rolle.

Bester Gegenbeweis gegen die Existenz einer Blockademöglichkeit des RES im Rahmen der Plasmaexpanderanwendung ist, neben den leider heute weitgehend vergessenen, ausgezeichneten Beobachtungen zahlreicher Autoren vor 20 und 30 Jahren (Feststellung der Mehrfachspeicherung unverwertbarer Metalle und Farbstoffe etc.), unser früher veröffentlichter Überdosierungsversuch mit dem histochemisch genau nachweisbaren Dextran, denn auch bei hochgradiger Anreicherung desselben im Organismus ist immer noch der größere Teil des RES frei von Dextran. Eine Funktionsbehinderung des RES durch derartige Stoffaufnahmen, aber auch durch echte Speicherungen inerter Substanzen, wie des

Periston in höhermolekularer Form, ist noch von keinem Autor mit Sicherheit bewiesen worden. Dagegen kann man durch diese *Anforderungen an das RES gewisse Funktionssteigerungen* beobachten, die morphologisch in dem genannten Proliferationsreiz und in der Modulation der reticulo-histiocytären Zellen in verschiedenen Funktionsstadien zum Ausdruck kommen.

Ich gehe auf diese Dinge deswegen so gründlich ein, weil auch in neuerer Zeit trotz der immer wieder betonten Sachlage davon ausgegangen wird, daß Plasmaexpander durch sog. Blockierungen des RES zu einer Abschwächung oder Blockierung von anderen Funktionen dieses Zellsystems führen können. Schlagworte wie ,,mangelnde Abwehrbereitschaft", ,,Resistenzminderung" etc. werden immer wieder benutzt, obwohl weder klinische noch ausreichende experimentelle Beweise dafür vorliegen, auch wenn die Versuchsanordnungen praktisch schon die Beweisführung enthalten und mit der eigentlichen Praxis der Plasmaexpanderanwendung in der Klinik nicht das geringste mehr zu tun haben. Eine weitere Diskussion erübrigt sich deswegen.

Bei der morphologischen Untersuchung der zuvor genannten Fragen war festzustellen, daß schon auf Grund bestimmter Strukturgemeinsamkeiten die nach Plasmaexpandergabe zu erhebenden Befunde in der *Milz* den genannten Befunden in den Lymphknoten ähneln. Diese Details sind früher ausführlich beschrieben worden, besonders die perifollikulären Stoffaufnahmen mit Fermentaktivierungen, Reaktionen der Follikelzentren, der Zentrengefäße, des reticulären Gewebes einschließlich seiner Fasern usw.

Die Abb. 6b zeigt dafür ein Beispiel. In der PAS-Reaktion sind die perifollikulären Schichten dextranhaltiger reticulo-histiocytärer Zellen in der Rattenmilz zu sehen. Diese perifollikuläre Schichtung, die auch sehr deutlich in den Lymphknoten des Menschen vorliegt, entspricht offenbar einer für die Follikelfunktion generell charakteristischen Lokalisation, da wir sie auch in dieser Anordnung bei verschiedensten anderen Stoffaufnahmen sehen können. Nach den oben erwähnten neuen Befunden von AMMON mit Nachweis eines dextranspaltenden Fermentes auch im menschlichen Milzgewebe ist auf Grund unserer auch hier kurz erwähnten, eingehenden, früheren Untersuchungen an Lymphknoten anzunehmen, daß auch darin beim Menschen ein derartiges spezifisches Ferment vorkommt.

Die *Leber* wird wegen ihres Anteiles an reticulären Elementen anschließend besprochen. Ohne Zweifel finden beim Tier wie beim Menschen abhängig von bestimmten Bedingungen der Ausgangslage Proliferationen gelegentlich an diesen Sternzellen statt, in denen auch Stoffe nachweisbar sind, was wiederum wegen der optimalen Nachweisbarkeit in erster Linie für Dextran erfolgt ist. Aber

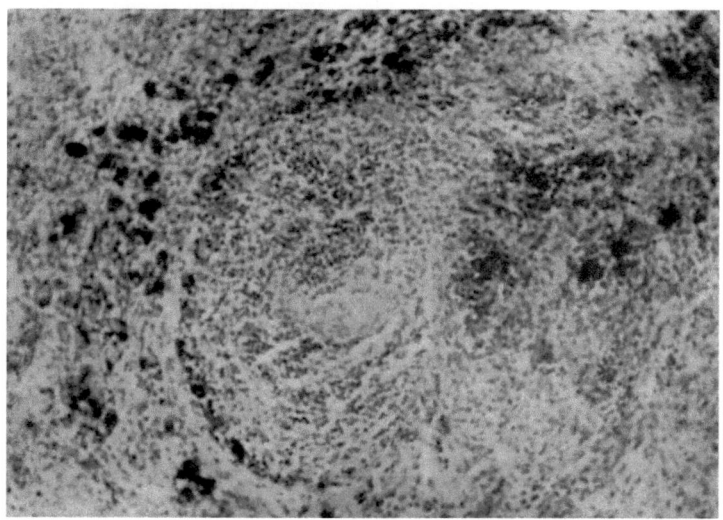

Abb. 6b. Rattenmilz (Beschreibung s. Text)

auch Peristone wurden nachgewiesen, während Haemaccel wegen seiner besprochenen, noch ungenügenden Anfärbbarkeit im Gewebsschnitt noch nicht in Sternzellen erfaßt werden konnte, obwohl diese nach Haemaccelgabe ebenso wie nach Gabe anderer Plasmaexpander dosisabhängig anschwellen können.

Abb. 7a zeigt einen Ausschnitt der Leber, 2 Std nach massiver Macrodexgabe bei traumatischem Schock. In der Masson-Goldner-Färbung sind in den erweiterten Glissonfeldern Gerinnsel zu sehen, die wahrscheinlich aus Dextran-Serumgemischen bestehen.

In Abb. 7b sind Sternzellanschwellungen zu sehen, wie sie auch nach Gabe der heute gebräuchlichen kollidonhaltigen Plasmaexpander bei sorgfältiger Untersuchungstechnik in den ersten Stunden nach der Applikation beobachtet werden können, danach nicht mehr. Es handelt sich also stets um reversible Veränderungen. Zu

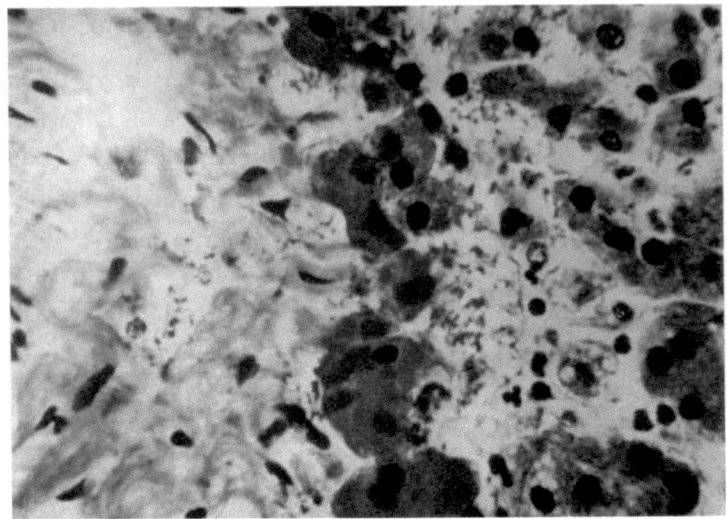

Abb. 7a (s. Text)

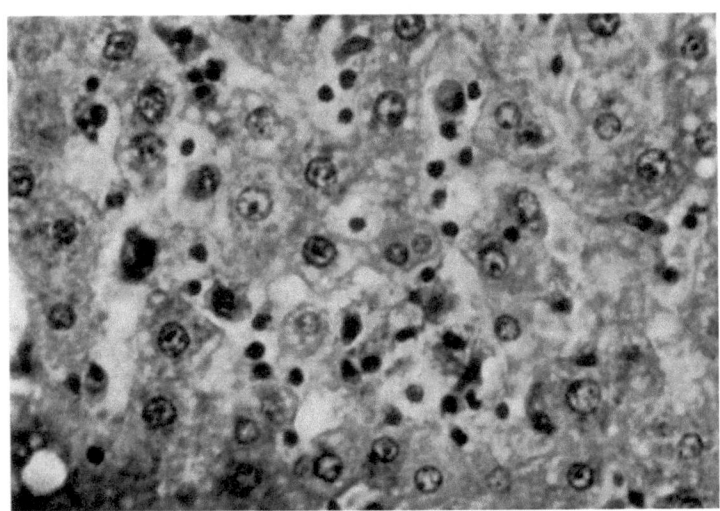

Abb. 7b (s. Text)

Sternzellproliferationen kommt es zumindest im Tierversuch erst dann, wenn die entsprechenden Plasmaexpander in klinisch völlig ungebräuchlichen Mengen und wiederholten Gaben über längere Zeiträume appliziert werden (wie in Abb. 7b).

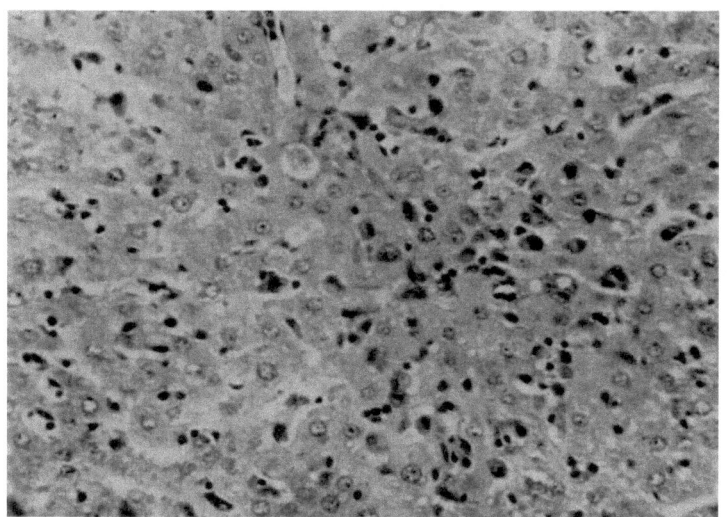

Abb. 7c (s. Text)

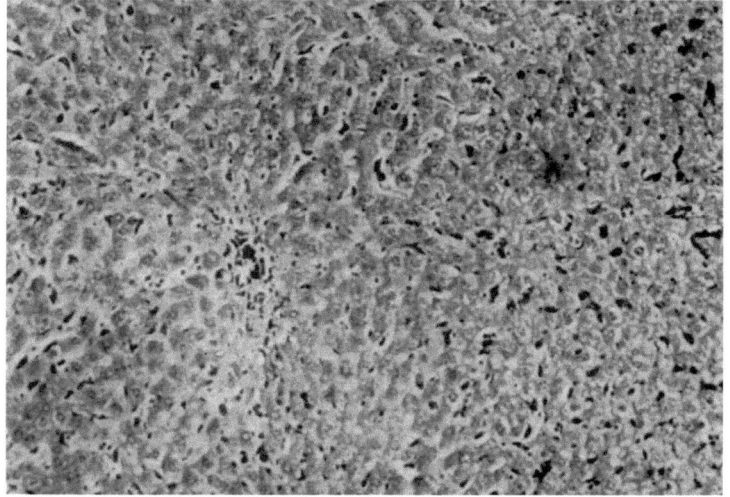

Abb. 7d (s. Text)

Interessant ist ein Vergleich der beiden folgenden Bilder miteinander: Abb. 7c ist der Ausschnitt einer Rattenleber nach 15facher intraperitonealer Applikation handelsüblicher Gelatine in wöchentlichen Abständen, Abb. 7d nach entsprechender Haemaccelapplikation unter exakt gleichen Versuchsbedingungen. Auffällig ist in beiden Fällen die Aktivierung, teilweise Proliferation und deutliche Phagocytosetätigkeit der Sternzellen. Dieser Befund ist nach Gabe handelsüblicher Gelatine viel intensiver als nach Gabe des speziellen Gelatine-Hydrolysates Haemaccel. Wird dieser Plasmaexpander nur ein- bis dreimal in wöchentlichen oder kürzeren Abständen gegeben, sind solche Bilder nicht zu sehen. Andererseits kann die vorgenannte vielfache Applikation auch bei anderen Plasmaexpandern oder makromolekularen Stoffen zur gleichen Sternzellreaktion führen, wie oben schon erwähnt.

Alle diese besprochenen bzw. gezeigten Veränderungen und Vorgänge sind dosis- und zeitabhängig. Es ist unumgänglich, dies sich immer vor Augen zu halten. Bilder, wie ich sie hier z. T. vorweise (nicht im Druck), sind eben nur in der vom Kliniker gewünschten Zeit der Hauptanreicherung dieses Materials in der Blutbahn und damit in seinen abhängigen Strukturen möglich, nicht dagegen danach, wenn also nicht nur die sog. Halbwertszeit erreicht, sondern bereits der wesentliche Ausscheidungsvorgang eingetreten ist.

Echte Schädigungen der Leber in Abhängigkeit von der Gabe von Plasmaexpandern sind für die drei hier erwähnten Hauptvertreter, nämlich für Periston, Macrodex und Haemaccel, mit morphologischen Methoden weder beim Menschen noch beim Tier beobachtet worden, wenn man von gelegentlichen Befunden absieht, welche Ausnahmesituationen darstellen. Diese sind als solche stets zu kennzeichnen, damit sie nicht verallgemeinert werden, wozu leider nicht nur der Laie, sondern gerade der Wissenschaftler zu oft tendiert. Deswegen gehe ich auf solche Raritäten auch nicht ein, weil wir alle aus dem Studium zu genau wissen, daß sie sich besser einprägen als die Regelbefunde. Auf *diese* aber kommt es hier an!

Aus dem gleichen Grunde gehe ich nicht auf Befunde ein, welche auch in neuerer Zeit wieder die Frage aufwerfen, ob zugeführte Plasmaexpander in Leberzellen aufgenommen werden oder zumindest zu einer Schädigung derselben führen können. Dafür bestehen im Rahmen der klinisch gebräuchlichen Anwendung weder beim Menschen noch — bei entsprechender vergleichbarer Anwendung — beim Tier irgendwelche ausreichenden Beweise. Leberödeme treten nur unter besonderen und nicht unter normalen Bedingungen auf. Wenn gelegentlich der eine oder andere Autor die bekannten anaphylaktoiden Sensationen an Ratten nach Dextrangaben feststellt, so ist unter Hinweis auf viele frühere und einige neuere Arbeiten speziell von LENDLE u. WEISSER sowie von GREEFF u. CONTZEN zu betonen, daß letzten Endes die Ratte für derartige spezielle Dextranuntersuchungen nicht geeignet ist, da sie z.T. und an verschiedenen Organen oder Geweben nach Dextrangaben Reaktionen zeigt, die beim Menschen ebensowenig vorkommen wie bei Maus,

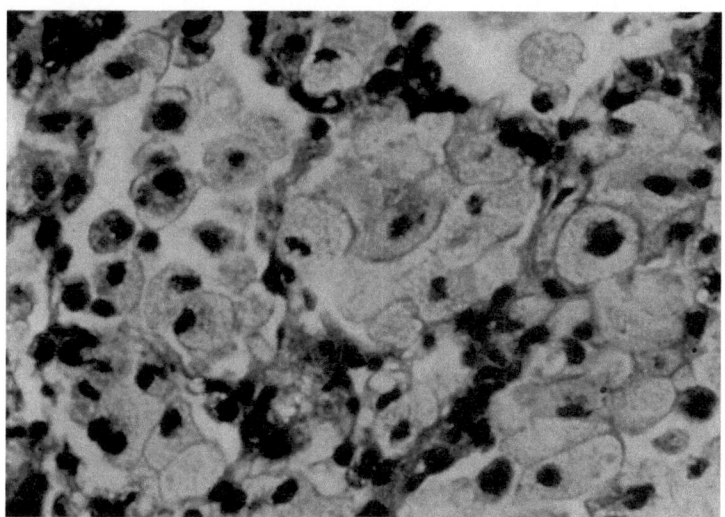

Abb. 8a. Rattenlunge nach experimenteller, in der Humanmedizin heute ungebräuchlicher Überdosierung von Plasmaexpandern, hier von Periston

Meerschweinchen, Kaninchen, Hund oder Katze. Da die einschlägige Literatur darüber so groß ist und in dieser Hinsicht keine echten Probleme mehr bestehen, gehe ich darauf auch nicht weiter ein.

Schließlich ist die *Lunge* als nächstes Organ zu erwähnen, weil sie für das Schicksal zugeführter mikro- und makromolekularer Stoffe eine bedeutende Rolle spielt. Sie gelangen bei i.v. Injektion zuerst in dieses Organ. Es enthält sehr reichliche Anteile des RES. Für diese gilt praktisch das gleiche wie für die übrigen. Auch hier sind Einzelbefunde, die ich demonstriere (wie in Abb. 8a u. b), mit Alveolardeckzellablösungen etc. in dieser Weise zu sehen.

In Abb. 8a wird als Beispiel ein Befund gezeigt, der nur experimentell in dieser Weise hervorzurufen ist, nämlich durch eine übermäßig starke Dosierung von Plasmaexpandern, in diesem Falle von Periston bei der Ratte. Erst unter diesen abnormen Versuchsbedingungen kommt es überhaupt zu einer wesentlichen Proliferation und dann bei entsprechender Steigerung zu einer Anhäufung hydropischer Alveolarmakrophagen wie in Abb. 8a.

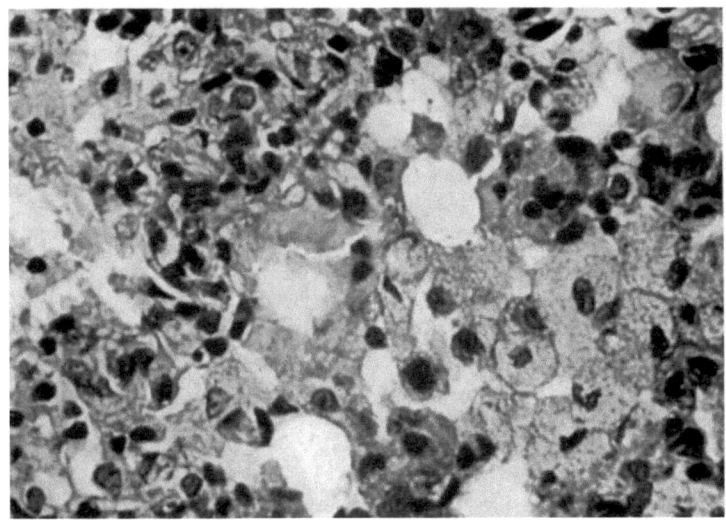

Abb. 8b. Rattenlunge nach entsprechender Überdosierung von Glykogen (Vergleichsuntersuchungen, Weiteres s. Text)

In Abb. 8b ist der gleiche Befund durch eine entsprechende extreme Versuchsanordnung bei Gabe von Glykogen hervorgerufen. Das Bild wird deswegen gezeigt, weil bei extremen Fällen von Glykogenspeicherkrankheiten, also in der Humanmedizin, die absolut gleichen Befunde wie in diesem Tierversuch zu sehen sind und weil bei übermäßig starker Dextranverabfolgung, besonders bei wiederholten Gaben in kurzen zeitlichen Abständen, experimentell entsprechende Bilder produziert werden können. Diese kommen aber, das betone ich ausdrücklich, bei der klinisch-gebräuchlichen Gabe von Plasmaexpandern *nicht* vor. Geringe Alveolardeckzellreaktionen können unmittelbar nach einmaliger Gabe bei Mensch oder Tier zu sehen sein, danach nicht mehr. *Restbefunde* lassen sich nicht feststellen! Wir haben ausgedehnte Untersuchungen gerade diesem Kapitel gewidmet. Jahrelang haben sich Mitarbeiter mit dieser Frage beschäftigt, ohne einen wirklich greifbaren Restbefund in der Lunge nach Gabe auch ausreichender Größen von Plasmaexpandern bei Mensch und Tier bei verschiedenen Ausgangslagen, die für den Kliniker von Interesse sind, zu finden. Natürlich kann man bei extremen experimentellen Variationen Veränderungen erreichen, diese aber interessieren ebensowenig wie die zuvor genannten, es handelt sich um reine Ausnahmen, also um ungünstige Situationen, wie die in den gezeigten Bildern kurz beschriebenen. Wir kommen zur *Niere*, die als Hauptausscheidungsorgan des Plasmaexpander bezeichnet wird. Großes Interesse haben die Durchtrittsmechanismen, die Besprechungen der Capillarweiten, der Porengrößen usw. mit sich gebracht. Man hat dabei zu wenig berücksichtigt, daß diese Porenweiten keine konstanten Größen sind. Sie können variieren. Veränderungen der Porengrößen durch den Einfluß der Molekülgestalt sind wenig bekannt. Es handelt sich um ein kompliziertes Zusammenspiel zunächst rein passiver Prozesse, die durch eine Reihe physikalischer Faktoren bedingt sind (Abfall des hypostatischen und osmotischen Druckes, der Viscosität, der effektiven Porengröße, der Porengestalt, der Filtrationsgeschwindigkeit, Änderungen des Gefäßkalibers, des Dehnungszustandes der Capillarwand usw.). Wir wissen also, daß die Glomerulumcapillare keineswegs bis zu einer genormten Molekülgröße durchlässig ist. Gerade in diesem Bereich läßt sich der mehrfach betonte entscheidende Einfluß von Gestalt und Struktur der ausscheidbaren Makromoleküle auf die Passage durch das Porengitter feststellen. Außerdem besteht offensichtlich eine zusätzliche, in ihren Zusammenhängen noch weitgehend ungeklärte Fähigkeit der Auswahl zwischen gleich großen, aber biologisch nicht gleichwertigen Makromolekülen durch die Glomerulumcapillaren, ein Prozeß, der nicht allein durch die physikalisch-chemischen Eigenschaften der betreffenden Makromoleküle erklärbar ist und sicher sehr diffizilen Regulationen unterliegt. Das trifft auch für die Aufnahme von Stoffen in Glomeruloepithelien und selbstverständlich in die Tubulusepithelien zu.

In den *Tubulusepithelien* werden die Plasmaexpander entsprechend dem oben beschriebenen Phagocytosemodus in Resorptionsvacuolen tropfenförmig eingelagert, z. T. handelt es sich hier bereits wieder um Fixierungs- und methodische Artefakte, die ich eingehend bereits schilderte. Was sich hier im einzelnen abspielt, ist an einer Tierreihe beispielhaft dargestellt: Meerschweinchen von

600 g KG erhielten eine einmalige intraperitoneale Injektion von 20 ml Haemaccel. Wie wir früher eingehend mitgeteilt haben (LINDNER 1953—1961), entspricht die intraperitoneale Injektion bei diesen kleinen Labortieren der intravenösen Applikation hinsichtlich des danach morphologisch beobachteten Schicksals der Plasmaexpander. 6 Std nach dieser einmaligen Haemaccelinjektion

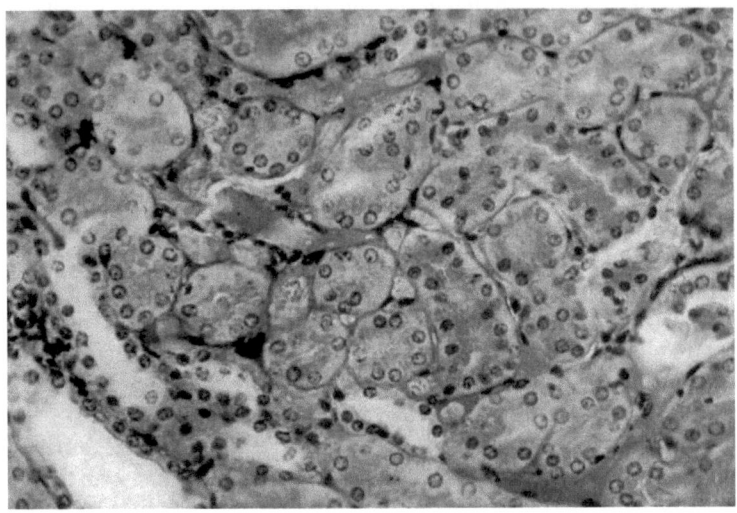

Abb. 9a. Meerschweinchenniere nach Haemaccelgabe (Weiteres s. Text)

ist lichtmikroskopisch (Abb. 9a) eine Aufquellung der Tubulusepithelien, besonders der Hauptstücke zu sehen, die nach 12 Std (Abb. 9b) noch stärker ausgeprägt ist. Während bei diesen ersten 6-Std-Intervallen noch die feingranuläre bzw. feintropfige Cytoplasmaentmischung überwiegt, stehen nach weiteren 12 Std die vacuolären und blasigen Cytoplasmaumwandlungen im Rahmen der sog. hydropischen Tubulusepithelschwellung im Vordergrund (Abb. 9c), und es treten großtropfige Abscheidungen in den erweiterten Tubuluslichtungen in diesem Zeitraum 24 Std nach der einmaligen Gabe auf. 48 Std nach der einmaligen Gabe sind die Befunde ähnlich. Sie entsprechen dem Vollbild der sog. unspezifischen Sucrosenephrose. Die Weite der Tubuluslichtungen wechselt ebenso wie die Intensität der übrigen Befunddetails (Abb. 9d u. e). Die Ausscheidung ist offenbar noch in vollem Gange — entsprechend den Herstellerangaben, wonach innerhalb von 48 Std

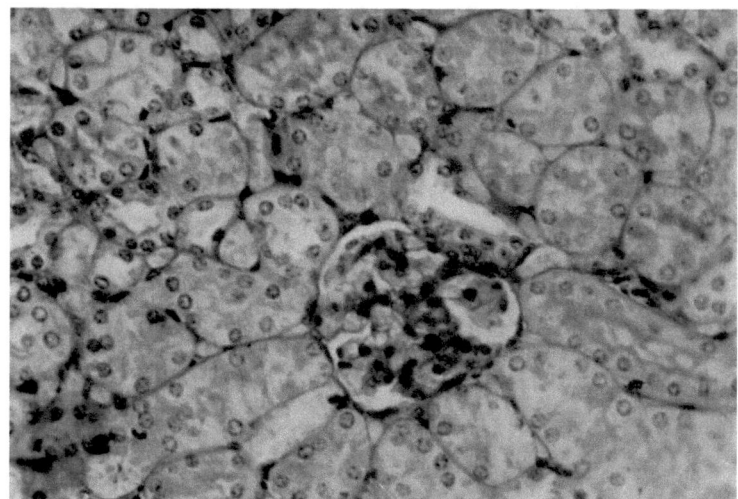

(Abb. 9b (wie 9a, s. Text)

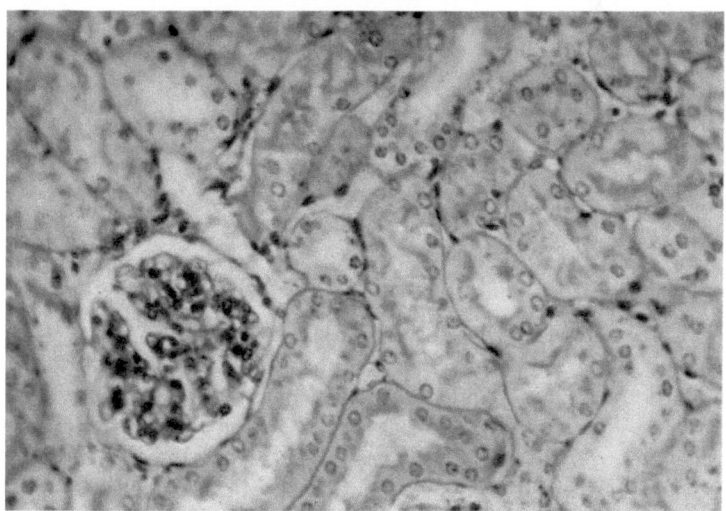

Abb. 9c (s. Text)

nach einmaliger Haemaccelgabe beim Hund „durchschnittlich 45% des mit Haemaccel zugeführten Hydroxyprolin im Urin wiedergefunden" wurde. Dagegen haben ALLGÖWER u. Mitarb. (1962) in einer vergleichbaren Untersuchung, nämlich bei gesunden Personen (also ohne Schock, vorherige Blutentnahme etc.) schon nach 3 Std eine etwa 50%ige Haemaccelausscheidung festgestellt (inzwischen — GRUBER et al. 1963 — ebenfalls nach Aderlaß). Träfe dies auch für die Ratte zu, wäre trotz der größeren Gesamtdosis in unserem Versuch das gezeigte Nierenbild 48 Std nach der einmaligen Gabe zumindest als eine Kombinationswirkung von Ausscheidung und

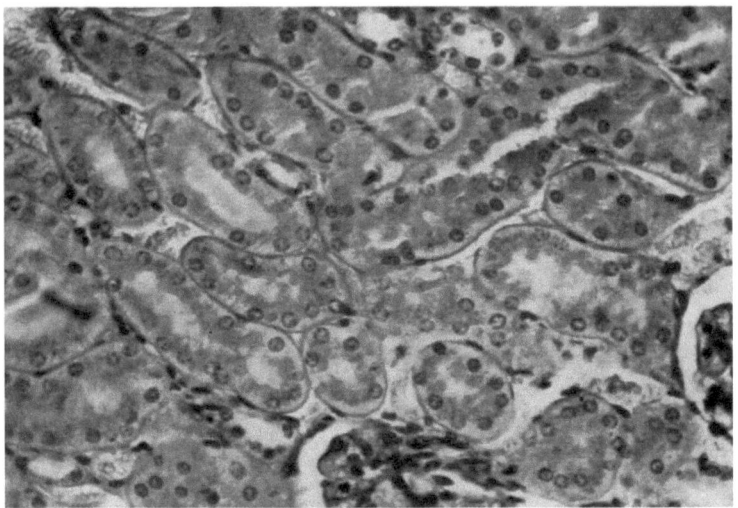

Abb. 9d. Meerschweinchenniere nach Haemaccelgabe (Weiteres s. Text)

Ausscheidungsfolgen anzusehen (weiteres dazu s. u.). Auch 72 Std nach einmaliger Gabe der vorgenannten größeren, aber durchaus klinisch gebräuchlichen Infusionsmenge sind die zuvor beschriebenen Einzelbefunde noch deutlich vorhanden (Abb. 9f).

Meine Damen und Herren, es handelt sich dabei um ganz primitive Aufquellungsvorgänge, also um das, was gelegentlich in der Literatur als Sucrose- oder Glucose- oder einfach als Zuckernephrose bezeichnet wurde. Dabei geht es nicht um die Nephroseformen, welche der Kliniker als schwere Nephrosen mit möglicherweise tödlichem Ausgang bezeichnet, sondern um einfache kolloid-chemische Entmischungsvorgänge im Protoplasma durch Aufnahme kolloidaler Flüssigkeiten. Diese Entmischungsvorgänge sind absolut reversibel, und zwar in genauer Zeitabhängigkeit. Auf die Einzelheiten dieser Vorgänge bin ich in früheren Mitteilungen ausführlich eingegangen, sie wurden z. T. auch bei den Beschreibungen der Abb. 1—4 erwähnt.

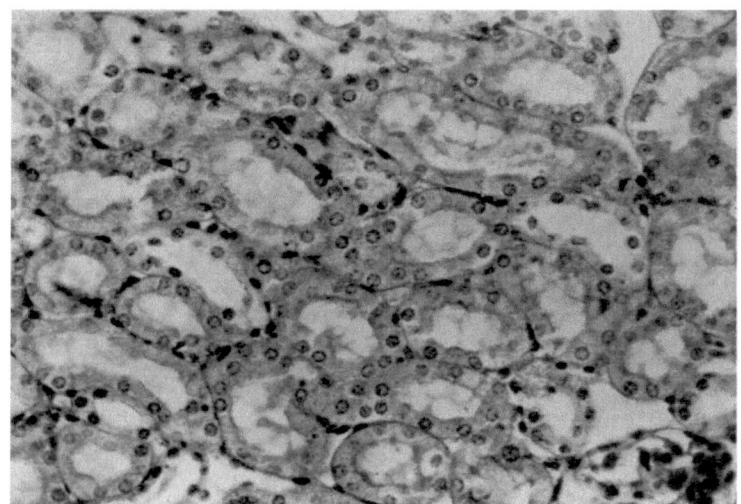

Abb. 9e (s. Text)

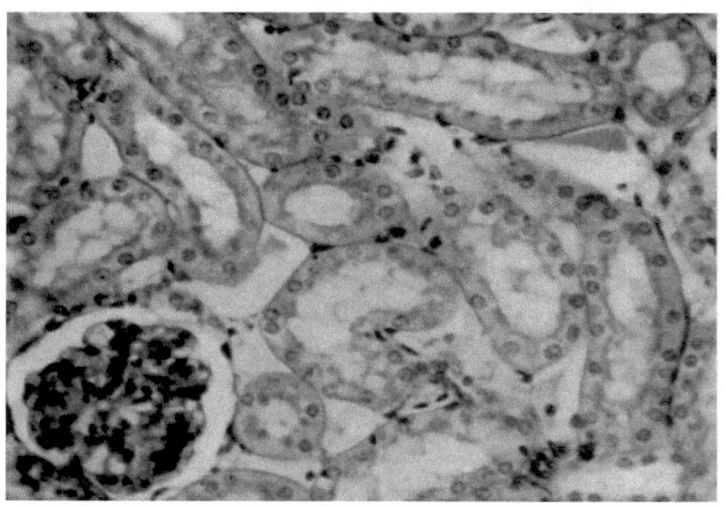

Abb. 9f (s. Text)

Der Fragenkomplex, der hier angeschnitten wird, ist auch in einschlägigen Handbüchern, besonders im Handbuch der speziellen Pathologie von RANDERATH u. BOHLE eingehend besprochen, und ich kann mir deswegen hier weitere Einzelheiten ersparen.

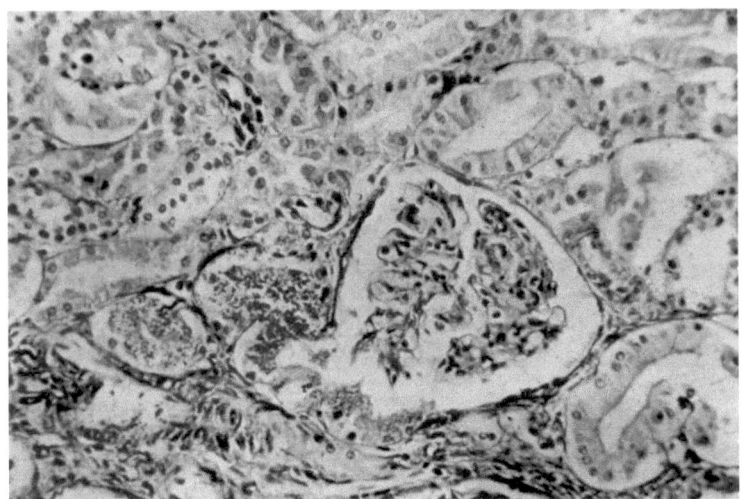

Abb. 10a. Granuläre Protoplasma-Entmischung von Tubulusepithelien, nur unter besonderen Ausgangsbedingungen zu setzen, hier nach Dextrangabe im Winterschlaf: 30jähriger, sonst völlig gesunder Unfalltoter; Weigert-Fibrinfärbung

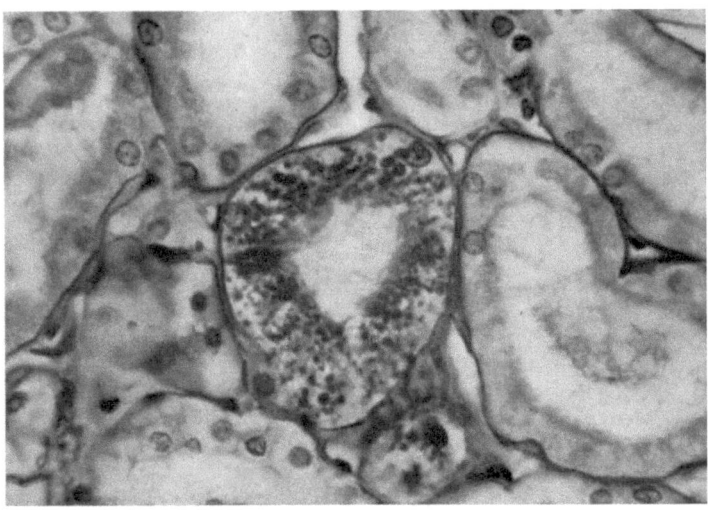

Abb. 10b. Gleicher Fall wie Abb. 10a. PAS-Färbung

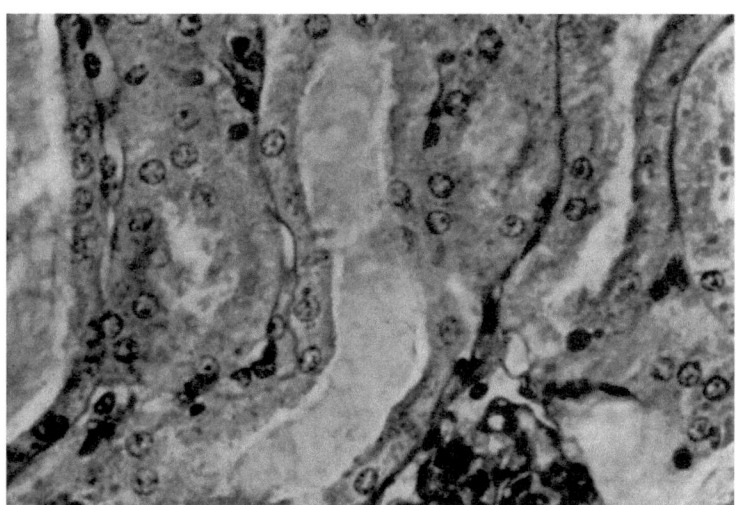

Abb. 11a. Stoffunspezifische, aber für höhere Plasmaexpandergaben im Tierversuch (hier Meerschweinchen) charakteristische Tubulusveränderungen: Protoplasma-Entmischung, Tubulus-Dilatation, reichlicher, dichter Gerinnselinhalt usw.: Reversibler Zustand (hier nach Periston N-Gabe); entsprechende Bilder sind beim Menschen in den ersten 24 Std nach entsprechenden, früher üblicheren Überdosierungen von Plasmaexpandern zu setzen (Weiteres s. Text) (Masson-Goldner-Färbung)

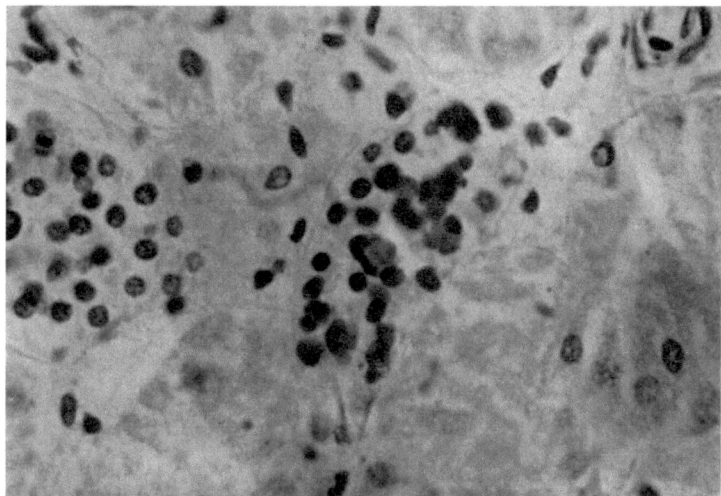

Abb. 11b. Spezielle Reaktionen des intertubulären Bindegewebes nach tierexperimenteller Gabe früher gebräuchlicher, höher molekularer Peristongaben: Plasmocytoide Zelltransformationen und -proliferationen bei der Ratte (s. frühere Mitt. von LINDNER, 1955/56 und Text) (Methylgrün-Pyronin-Färbung)

Das gilt schließlich auch (wie beim Abschnitt der Leber) für erneute Behauptungen, daß es sich bei den Nierenveränderungen nach Plasmaexpandergabe um spezifische Befunde handelt. Was früher bei anderen Molekulargewichts- und -größenverhältnissen noch diskutierbar war (durch verschiedene Autoren, speziell von TRAENCKNER), gilt für die heute gebräuchlichen Plasmaexpander nicht mehr. Die bei Mensch und Tier nach der üblichen Applikation beobachteten Befunde an der Niere sind nach unseren jahrelangen vergleichenden Untersuchungen *nicht* spezifisch und unter normalen Umständen absolut *reversibel*. Sie können aber durch bestimmte Zustände modifiziert werden, wie wir es ausführlich und zusammenfassend in der Arbeit: Die Pathologie der geschädigten Niere (und die Verwendung von Plasmaexpander) 1959 dargestellt haben, worauf wir hinsichtlich aller weiteren Fragen und Details verweisen. Zu diesen besonderen Zuständen gehören z. B. Hypoxämien etc. sowie Befunde bei Crush-Nieren (s. a. ZOLLINGER). Wie in unserer vorgenannten Arbeit bereits erwähnt wurde, konnten wir feststellen — und das ist vielleicht in diesem Zusammenhang besonders bedeutsam —, daß im Tierversuch mit fermenthistochemischen Verfahren eine Besserung der hypoxämisch bedingten Ausfälle einzelner Fermente in den Tubulusepithelien bei experimenteller Crush-Niere durch die Gabe von Plasmaexpandern, speziell von Macrodex, möglich ist. Wir haben in diesem Zusammenhang seinerzeit Macrodex und Periston untersucht. Haemaccel war damals noch nicht verfügbar. Zu der gesamten Frage habe ich seinerzeit festgestellt, daß die wesentliche Schwierigkeit bei der Verwendung von Plasmaexpandern im Falle vorgeschädigter Nieren darin besteht, daß im jeweiligen Fall der morphologische Zustand der Niere nicht bekannt und zumeist auch aus den klinischen Beobachtungen nur in etwa abschätzbar ist. Wenn dramatische Situationen vorliegen, die eine rasche Entscheidung verlangen, kann nicht allein auf den Zustand der Niere Rücksicht genommen werden, da diese nicht isoliert zu betrachten ist. Feststeht, daß bei gesunden Nieren die gebräuchliche Anwendung von Plasmaexpandern zu keinen morphologisch nachweisbaren krankhaften Folgen führt.

Meine Damen und Herren, ich habe heute in erster Linie versucht, dem Verständnis zwischen dem Anaesthesisten und dem Morphologen zu dienen, Ihre klaren praktischen Fragen zu beantworten, Mißverständnisse auszuräumen, auf Spezialitäten zu verzichten und stattdessen die wichtigsten Regelbefunde darzustellen. Aus dieser Übersicht geht somit hervor, daß die drei z. Z. in Deutschland verwendeten Plasmaexpander, Periston, Macrodex und Haemaccel, bei der heute üblichen klinischen Anwendung zu keinen morphologisch nachweisbaren Schädigungen führen. Es gibt aber auch Ausnahmen, und noch manche Untersuchungen sind erforderlich oder stehen aus, die abgewartet werden müssen.

Literaturverzeichnis

ALLGÖWER, M.: In: H. HELLNER, R. NISSEN u. K. VOSSSCHULTE, Lehrbuch der Chirurgie. Stuttgart: Thieme 1957.
AMMON, R.: Enzymologia **25**, 245—251 (1963).
CARGILL, W. H., and H. D. BRUNER: J. Pharmacol. **103**, 339—341 (1951).
ECKSTEIN, M., and J. LINDNER: I. Internat. Congr. Histoch. a. Cytochem. Paris 1960; Ann. Histochim. Suppl. **7**, 163—176 (1962).
EVANS, L. A. J., and N. W. RAMSEY: Lancet **1957/II**, 1192—1196.
FRESEN, O.: Verh. dtsch. Ges. Path. **37**, 26—85 (1954).
FRIMMER, M.: Naunyn-Schmiedebergs Arch. exp. Path. Pharmak. **217**, 91—101 (1953); **218**, 313—319 u. 320—326 (1953).
GABLER, G.: Virchows Arch. path. Anat. **333**, 230—241 (1960).
— Z. ges. exp. Med. **134**, 291—301 u. 461—474 (1961).
GAYER, J., E. H. GRAUL and H. HUNDESHAGEN: Nature (Lond.) **189**, 500 (1961).
GREEF, K., u. C. CONTZEN: Naunyn-Schmiedebergs Arch. exp. Path. Pharmak. **239**, 35—53 (1960).
GRIMES, A. J., and M. S. R. HUTT: Brit. med. J. **1957/II**, 1074—1077.
GRÖNWALL, A., and B. INGELMAN: Acta physiol. scand. **7**, 97—101 (1944).
GRUBER, K. F., u. J. SIEGRIST: Langenbecks Arch. klin. Chir. **301**, 128—131 (1962).
— u. M. ALLGÖWER: Vortrag Arbeitstagg. Dtsch. Ges. f. Anaesthesie 26. — 27. 1. 1963 (im Druck).
GUSEK, W., u. J. LINDNER: Frankfurt. Z. Path. **69**, 633—643 (1959).
HANNGREN, A., E. HANSSON, S. ULLBERG and B. ABERG: Nature (Lond.) **184**, 373—374 (1959).
HECHT, G., u. H. WEESE: Münch. med. Wschr. **85**, 11—21 (1943).
HIRSCH, G.: In: Handbuch der allg. Pathologie, Bd. 2/1, Cytoplasma. Berlin-Göttingen-Heidelberg: Springer 1955.
HUEPER, W. C.: Arch. Path. **67**, 589—617 (1959).
HUSEMANN, E., u. G. SODER: Z. Naturforsch. **96**, 237—238 (1954).
KABAT, E. A., D. BERG, D. RITTENBERG, L. PONTECONO, M. L. EIDINOFF and L. HELLMAN: J. Amer. chem. Soc. **76**, 564—566 (1954).
LENDLE, L., and U. WEISSER: Int. Arch. Allergy **20**, 143—173 (1962).
LEWIS, W. H.: Bull. Johns Hopk. Hosp. **49**, 17—31 (1937).
LINDNER, J.: Verh. dtsch. Ges. Path. **37**, 197—202 (1953); **38**, 162—171 (1954); **39**, 354—365 (1955).

LINDNER, J.: Bibl. haemat. (Basel) Suppl. ad Acta haemat (Basel) **5**, 190—202 (1955).
— Ärztl. Forsch. **10**, 275—295 (1956).
— Arzneimittel-Forsch. **8**, 569—570 (1958).
— Symp. Dürkheim 1958. Anaesthesist **8**, 55—63 (1959).
— Anaesthesist **8**, 254—261 (1959).
— Verh. dtsch. Ges. Path. **44**, 272—280 (1960).
— Arch. klin. exp. Derm. **213**, 588—606 (1961).
— u. W. GUSEK: Frankfurt. Z. Path. **70**, 367—381 (1960).
— u. G. SCHALLOCK: Zbl. Path. **94**, 246—254 (1956).
MAUNSBACH, A. B., S. C. MADDEN and H. LATTA: Lab. Invest. **11**, 421—432 (1962).
MOWRY, R. W., J. B. LONGLEY and R. C. MILLICAN: J. Lab. clin. Med. **39**, 211—217 (1952).
OEFF, K., G. PALME, J. LINDNER u. H. KOLM: Unveröffentlichte Ergebnisse.
RANDERATH, E., u. A. BOHLE: In: Handbuch der allgemeinen Pathologie, Bd. 5/2. Berlin-Göttingen-Heidelberg: Springer 1959.
SCHALLOCK, G.: Beitr. Path. Anat. **108**, 405—408 (1943).
— Verh. dtsch. Ges. Path. **37**, 86—105 (1954).
SCHMIDT, C.: Habil.-Schrift, Hamburg 1960.
SCULLY, N. J., H. E. STAVELY, H. SKOK, A. R. STANLEY, J. K. DALE, J. T. CRAIG, E. B. HODGE, W. CHORNEY, R. WATANABE and R. BALDWIN: Science **116**, 87—89 (1952).
SIEBERT, G., K. TRAENCKNER u. K. LANG: Naturwissenschaften **41**, 460 — 461 (1954).
TERRY, R., and CH. L. YUILE: Fed. Proc. **11**, 430—441 (1952).
TRAENKNER, K.: Frankfurt. Z. Path. **65**, 80—96 u. 390—408 (1954).
WITTEKIND, D.: Habil.-Schrift, Heidelberg 1958.
ZINGG, W.: Schweiz. Z. Allg. Path. **14**, 1—11 (1951).
ZOLLINGER, H. U.: Anurie bei Chromoproteinurie. Stuttgart: Thieme 1952.

Hämatorheologische Veränderungen bei Trauma

Von LARS-ERIK GELIN

Aus der Chirurgischen Abteilung I, Sahlgrenska Sjukhuset, Göteborg, Schweden

Aus den meisten Untersuchungen über den Schock hat sich eine große Zahl von Hinweisen auf die Bedeutung der Reduktion des Blutvolumens, der Arteriolenconstriction und der Erniedrigung des Blutdrucks ergeben, auf Faktoren also, die zu einer Abnahme des Herzzeitvolumens und zu einer Flußabnahme in den Capillaren führen. Es treten jedoch durch den Schock oder durch Folgezustände des Schocks immer noch Todesfälle auf, die man nicht mit den oben erwähnten Faktoren in Zusammenhang bringen kann. Dies führt uns zu der Frage zurück, wie wir die Bezeichnung ,,Schock" definieren sollten. Ich habe mich nicht dazu entschließen können, die üblicherweise verwendeten Definitionen des Schocks zu verwenden; und möchte wie Professor SCHNEIDER die folgende Definition vorschlagen: ,,Schock ist eine akute hämodynamische Störung, die die Capillardurchblutung in einem solchen Ausmaß herabsetzt, daß sich eine Gewebshypoxie entwickelt, die zu funktionellen und/oder morphologischen Veränderungen führt".

Schock ist daher nicht immer nur ein Problem des Blutvolumens, des Blutdrucks und der Anämie, sondern wesentlich auch ein Problem der Durchblutung. Obwohl also ein ausreichendes Blutvolumen und ein entsprechender Blutdruck vorhanden sein müssen, geben diese noch keine Garantie dafür, daß die Gewebe ausreichend mit Blut durchströmt werden, d. h. daß das Ziel der Flüssigkeitssubstitution beim Schock, nämlich die Durchströmung der echten Capillaren mit Erythrocyten, erreicht wird.

Die Strömungseigenschaften des Blutes im traumatischen Schock

Zunächst möchte ich einige Befunde und Versuche vortragen, die zeigen was wir für die wichtigsten Veränderungen des Blutes im Anschluß an eine Verletzung ansehen — Veränderungen, die von wesentlicher Bedeutung für das Problem der Substitutionsbehandlung beim traumatischen Schock sind.

Abb. 1 zeigt die Veränderungen des Hämoglobins, der BSG und des Plasmaproteingehaltes bei zwei Patienten mit komplizierten Frakturen des Unterschenkels. Bei ihnen wurden lediglich die Verletzungen lokal behandelt und sie erhielten keine intravenöse Therapie. In beiden Fällen trat eine Senkung des Hämatokrits auf, eine Zunahme der Senkungsgeschwindigkeit, ein Abfall des Albumins, eine Zunahme der Globuline, vor allem der α_2-Fraktion, und eine Zunahme des Fibrinogens. Die Vermehrung der großen Proteinmoleküle auf Kosten des Albumins bewirkt eine vermehrte Viscosität des Plasmas und eine Verminderung der Suspensionsstabilität des Blutes und damit eine Aggregation von Zellen. Diese Veränderungen hängen in ihrem Ausmaß von der Schwere der Verletzung ab.

Abb. 2 zeigt die capillare Blutdurchströmung in der Conjunctiva eines dieser Patienten. Die Zusammenballung und Stase der Zellen in den Venolen ist deutlich sichtbar, und 18 Std nach der Verletzung wird der Blutstrom durch arteriolo-venuläre Anastomosen kurzgeschlossen. Auf dem zweiten Bild sieht man obturierende

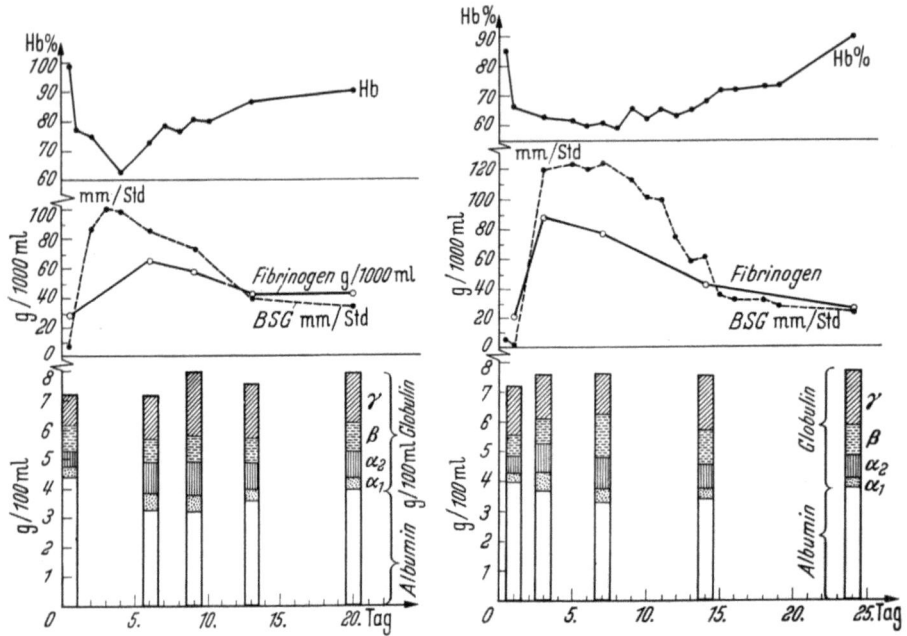

Abb. 1. Die Veränderungen des Hämoglobins, der Suspensionsstabilität und der Plasmaproteine bei zwei Patienten mit komplizierter Fraktur des Unterschenkels

Aggregate in den postcapillären Venolen. Später ist die Stase weniger ausgesprochen, und die Strömung wird besser.

Abb. 3 zeigt den capillären Blutstrom in der Conjunctiva eines Kaninchens mit einer unbehandelten 10%igen Verbrennung dritten Grades im Bereich des Rückens. Auf dem oberen Bild sieht man zusammengeballte Zellen in den kleinsten capillären Venolen, und zwar 4 Std nach der Verbrennung. Das mittlere Bild zeigt größere Aggregate, die die Venolen verschließen, 12 Std nach der Verbrennung. Im unteren Bild ist die Strömungscharakteristik 3 Tage nach der Schädigung dargestellt. Man sieht deutliche Veränderungen der

Blutströmung mit obturierenden Aggregaten in den größeren Sammelvenolen und auch arteriolo-venuläre Kurzschlüsse. In Abb. 4 sind die Veränderungen des Hämatokrits, der BSG, der Urinausscheidung und des Blutvolumens des gleichen Tieres zusammengefaßt. Nach einer primären Phase der Hämokonzentration sieht man eine zunehmende Verringerung des Hämatokrits zusammen mit einer Oligurie und einer Abnahme des zirkulierenden

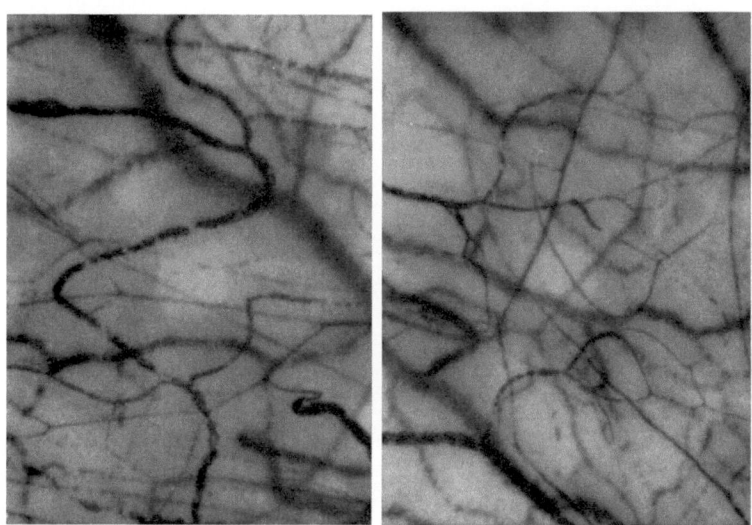

Abb. 2. Capillarströmung in der Conjunctiva 18 Std und 2 Tage nach der Verletzung (vom 1. Patienten aus Abb. 1)

Erythrocytenvolumens, aber es kommt zu einer spontanen Wiederherstellung des Blutvolumens.

Die Viscosität des Vollbluts und des Plasmas verändern sich infolge der Gewebsverletzung.

Abb. 5 zeigt die Änderungen der Viscosität von Blut und Plasma in bestimmten Zeitabständen nach einer schweren Quetschverletzung. Die erste Kurve, die mit a und A bezeichnet ist, stellt die Viscosität von Plasma und Vollblut bei 37° und bei verschiedenen „shear-rates" vor der Quetschung dar. Die Viscosität wurde in einem Brookfield-Viscosimeter bestimmt, welches eine Messung bei verschiedenen shear-rates ermöglicht. Kurve B enthält die Werte 2 Std nach der Quetschung. Die Zunahme ist signifikant bei allen shear-rates, aber am ausgeprägtesten bei den niedrigen. Der Hämatokrit ist ebenfalls zu diesem Zeitpunkt erhöht, was teilweise für die Zunahme der Viscosität verantwortlich sein kann. Die Viscositätskurve 16 Std nach der Quetschung wird durch Kurve C dargestellt; die Viscosität ist jetzt auf den Normalwert abgesunken, während zu gleicher Zeit der Hämatokrit auf 32 abgefallen ist. (Eine Senkung des Hämatokrits führt zu einer herabgesetzten Viscosität des Vollblutes. Eine unveränderte Viscosität trotz eines erniedrigten Hämatokrits bedeutet daher eine Änderung der viscösen Eigenschaften des Vollblutes.) Die Viscositätskurve 96 Std nach der Quetschung, Kurve D, zeigt, daß die Viscosität des Vollbluts im Vergleich zu den Kontrollwerten erniedrigt ist. Dies hängt mit dem sehr niedrigen Hämatokrit zusammen: 24. Die Viscosität des Plasmas ist 2 und 16 Std nach der Quetschung nur sehr leicht erhöht, 96 Std später ist die Viscosität des Plasmas (Kurve d) signifikant vergrößert bei jeder shear-rate. Diese Veränderungen weisen auf eine geänderte Verteilung der Proteinmoleküle im Plasma hin. Die letzte Kurve entspricht den Werten für destilliertes Wasser unter den gleichen Bedingungen.

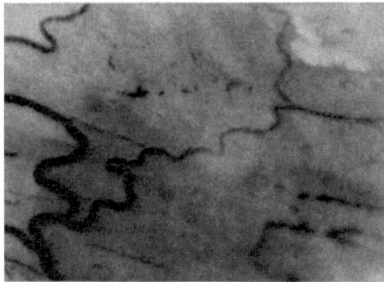
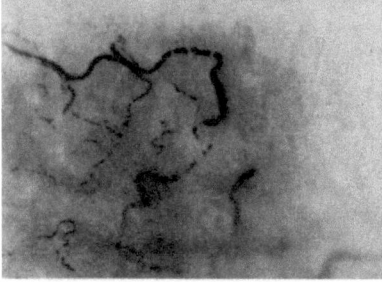
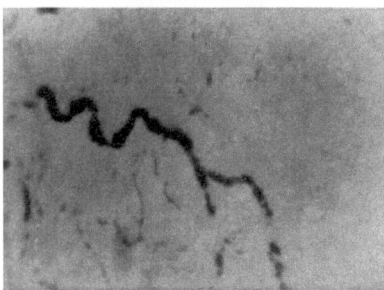

Abb. 3. Capillarströmung in der Conjunctiva eines Kaninchens mit unbehandelter Verbrennung

Gewebstraumen werden daher von signifikanten Änderungen in den rheologischen Eigenschaften des Blutes gefolgt. Diese Änderungen müssen die Blutströmung beeinflussen, vor allem bei langsamen Stromgeschwindigkeiten. Bestimmungen der Viscosität können jedoch nur Aufschluß über die Eigenschaften des Blutes als solches ergeben, aber natürlich nicht über das Verhalten des Blutes in den verschiedenen Teilen des Kreislaufsystems. Um diese Einwirkungen auf die Blutströmung abzuklären, haben wir versucht,

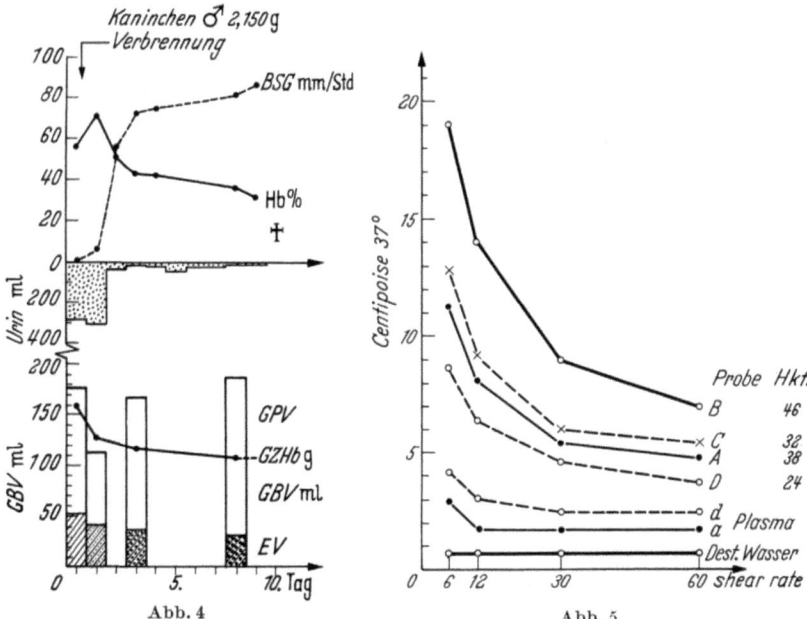

Abb. 4. Blutvolumen und Blutveränderungen des gleichen Kaninchens wie in Abb. 3 GPV Gesamtes Plasmavolumen. GZHb Gesamtes zirkulierendes Hämoglobin. GBV Gesamtes Blutvolumen. EV Erythrocytenvolumen

Abb. 5. Viscositätsveränderungen nach verschiedenen Stunden bei Kontusionstrauma in Hund

außer den Gefäßreaktionen und den Änderungen des Gefäßtonus auch die Störungen der Strömung an einem Modell zu analysieren.

Die Strömungseigenschaften des Blutes im engen Röhrchen

Wir wissen aus früheren Modelluntersuchungen, daß die Viscosität des Blutes, durch capillare Röhren mit einem Durchmesser von weniger als 300 μ strömt, sich durch die Orientierung der Zellen in Richtung auf die Röhrenachse ändert, wobei sich eine breitere Plasmaschicht an den Rändern des Rohrs bildet. Auf diese Weise ist die Viscosität infolge der Abnahme des Hämatokrits herabgesetzt. Die Orientierung der Blutzellen ist umgekehrt wieder abhängig von den viscösen Eigenschaften des Blutes, seinem Hämatokrit und seiner Emulsions- und Suspensionsstabilität. Diese Faktoren wurden bisher für die Blutströmung in starren geraden Röhren untersucht. Derartige Versuche entsprechen jedoch mehr der Strömung in den Arteriolen, aber nicht in den Venolen. Da die Stase von Zellen mit Gefäßverschlüssen durch zusammengeballte Zellen in den Venolen so häufig in der Mikrozirkulation nach Gewebsverletzungen gefunden werden, ist es unerläßlich geworden, diese Strömungscharakteristiken des Blutes in Modellen mit Ästen und postcapillären Röhren zu prüfen. Dies geschah im folgenden Experiment, das durch Abb. 6 illustriert wird.

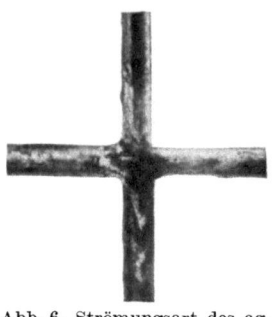

Abb. 6. Strömungsart des aggregierten Blutes im Capillarverästungsmodell bei einem Durchmesser von 110 μ

Wenn Blut mit einer herabgesetzten Suspensionsstabilität durch eine mit zwei Seitenästen versehene Capillare von 100 μ in Diameter strömt, wie das in Abb. 6 dargestellt ist, erfolgt die Orientierung der Zellen in der mittleren zuführenden Röhre. Im Bereich der Kreuzung entsteht eine turbulente Strömung, es kommt zu einer relativen Vermehrung des Plasmas in den seitlichen Ausflußröhren, aber nicht zu einer zentralen Orientierung der Zellen in der mittleren abführenden Röhre. Der Hämatokrit in dem mittleren Zuflußrohr beträgt 35 und der Perfusionsdruck 140 mm Hg. Der Hämatokrit in den seitenständigen Röhren ist niedriger (27, 30), im mittleren Ausflußrohr aber höher (48).

Im Bereich der postcapillären Strömung, wie man sie sich in von diesem Modell ausgehenden verlängerten Röhren um 1 mm in Diameter darstellen kann, findet sich eine Stase der Zellen im Verhältnis zum Plasma, das den Zellen vorausströmt. Diese Trennung von Plasma- und Zellströmung in Gegenwart einer herabgesetzten Suspensionsstabilität des Blutes wird auch unter bestimmten klinischen Bedingungen vorhanden sein, vor allem im sog. „roten Schock", wo die Hypostase der Zellen sich durch sehr langanhaltende blasse Druckstellen der Haut demonstrieren läßt.

Die Perfusion von Blut durch enge, verästelte capilläre Röhren und die Aggregation von Blutzellen, die wir gesehen haben, zeigen daher eindeutig, daß eine Separierung von Plasma- und Zellströmung auftritt. Diese Separierung kann unabhängig vom Gefäßtonus in Erscheinung treten und führt zu einer Ansammlung von Plasma und zu einer postcapillären Stase der Erythrocyten. Das Ausmaß der Separation und der Stase ist um so größer, je geringer die Suspensionsstabilität des Blutes ist; das Phänomen tritt im traumatischen, aber nicht im akuten hämorrhagischen Schock auf, doch im verspäteten hämorrhagischen Schock.

Die Wirkungen von hoch- und niedrigviscösem Dextran

Um die pathophysiologischen Wirkungen der oben erwähnten Veränderungen der Strömungseigenschaften des Blutes zu untersuchen, haben wir sie auf verschiedene Weise experimentell herbeigeführt: Verletzungen verschiedener Art, Hypothermie, intravenöse Infusionen von Thromboplastin, Thrombin, Fett und von in Lösung befindlichen großen Makromolekülen. Wirklich schlüssige Experimente, die die Bedeutung derartiger Störungen zeigen sollen, müssen jedoch reversibel sein. Aus diesem Grunde wurde zur Erzeugung der gewünschten Veränderungen ein hochmolekulares Dextran und, zu ihrer Beseitigung, ein niedrigmolekulares Dextran verwendet. Es wurde also die gleiche Substanz, die üblicherweise als Plasmaexpander Verwendung findet, zur Erzeugung und zur Beseitigung der Aggregation verwendet, indem lediglich ihre molekularen Eigenschaften variiert wurden. Dadurch ließ sich die Strömungscharakteristik des Blutes in den Capillaren stufenweise verändern, indem die Menge und

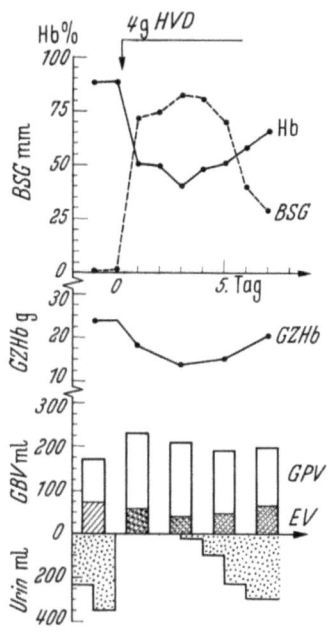

Abb. 7. Plasma- und Erythrocytenvolumen sowie Harnausscheidung bei einem Kaninchen, dem hochviscöses Dextran verabreicht worden war. Erklärung der Abkürzungen s. Abb. 4

die Eigenschaften der infundierten Makromoleküle variiert wurden.
Abb. 7 zeigt einen Versuch an einem Kaninchen, das hochviscöses Dextran erhalten hat, um eine gesteigerte Viscosität des Plasmas und eine Erythrocytenaggregation zu erzeugen und damit die Ansammlung großer und zähflüssiger Proteinmoleküle, wie sie nach Verletzungen auftritt, nachzuahmen.

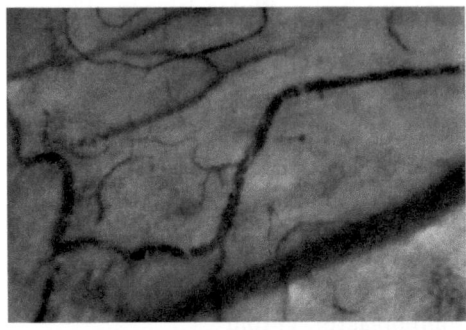

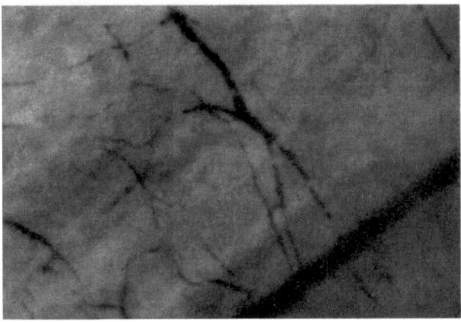

Abb. 8. Capillarströmung in der Conjunctiva eines Kaninchens, das hochviscöses Dextran erhalten hatte

Nach Gabe des hochviscösen Dextrans tritt ein Abfall des Hämatokrits zusammen mit einem Anstieg der BSG, Oligurie oder Anurie und einer Zunahme des Blutvolumens, aber mit einer Abnahme des Erythrocytenvolumens auf. Die Veränderungen sind damit denen, die nach unbehandelten Verbrennungen auftreten, sehr ähnlich, obwohl kein Trauma stattfindet und obwohl das Blutvolumen leicht vermehrt wird.

Abb. 8 zeigt die in der Capillarströmung in der Conjunctiva von Kaninchen auftretenden Veränderungen nach Gabe von hochviscösem Dextran. Das obere Bild läßt leichte Veränderungen der Strömung mit Zusammenballungen in den Venolen und Verschluß der kleinsten postcapillären Venolen durch kleine Erythrocytenaggregate nach Gabe von 0,5 g hochviscösem Dextran pro Kilogramm Körpergewicht erkennen. Im unteren Bild sieht man eine

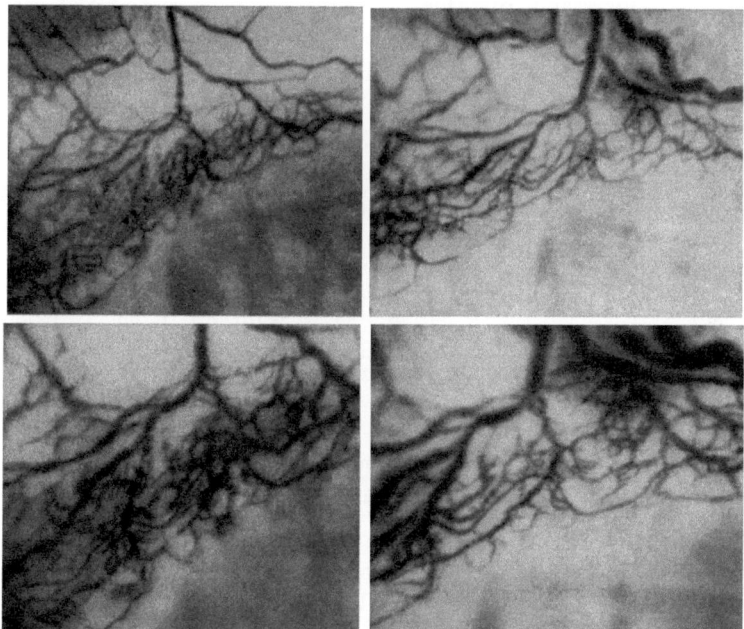

Abb. 9. Capillardurchströmung der Conjunctiva eines Kaninchens, dem zuerst hochviscöses Dextran (links) und anschließend niedrigviscöses Dextran (rechts) gegeben wurde

Stase der Zellen in den größeren Venolen und arteriolo-venuläre Kurzschlüsse nach weiterer Gabe von 1 g hochviscösem Dextran pro Kilogramm Körpergewicht.

Abb. 9 zeigt Bilder der capillären Blutströmung in der Conjunctiva des Kaninchens sowie Blutausstriche. Links sieht man die Aggregation und Stase von Zellen in den Venolen und ausgeprägte Zellzusammenballungen in den Blutausstrichen nach Gabe von HVD[1] (hochviscöses Dextran). Die rechten Bilder stammen vom gleichen Kaninchen nach anschließender Verabreichung von NVD[2]

[1] HVD: Mittleres Molekulargewicht 1 000 000; innere Viscosität 0,7 dl/g.
[2] NVD: Mittleres Molekulargewicht 39 000; innere Viscosität 0,18 dl/g.

(niedrigviscöses Dextran), wobei die vorher in den Venolen zusammengeballten Zellen wieder auseinandergetreten sind, und auch in den Ausstrichen sind die Zellen wieder gleichmäßig suspendiert. Es wurde auch der Einfluß der durch das Dextran hervorgerufenen intravenösen Zellaggregation auf das Herzzeitvolumen, den peripheren Widerstand, die Durchblutung der Hinterextremität, der Nieren und der Leber untersucht, und zwar vor nach Gabe von HVD und nach anschließender Behandlung mit NVD. Die Versuche zeigten, daß trotz einer Zunahme des Blutdrucks (und des Blutvolumens) nach Gabe von HVD eine Abnahme der Durchblutung auftritt, während nach Infusion von NVD die Durchblutung wieder auf die Kontrollwerte ansteigt, und zwar ohne zusätzliche Blutdruckerhöhung.

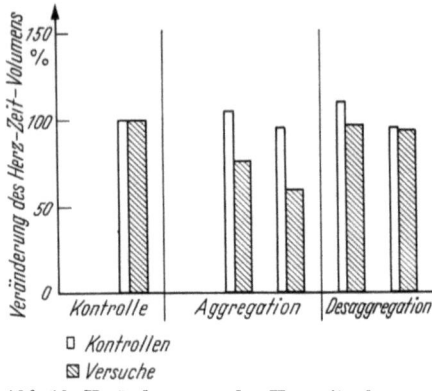

Abb. 10. Veränderungen des Herzzeitvolumens während des Auftretens einer intravasculären Aggregation und nach deren Beseitigung bei Kontroll- und Versuchshunden

In Abb. 10 sind die Veränderungen des Herzzeitvolumens, gemessen mittels der cardio green-Methode, bei Versuchs- und Kontrollhunden dargestellt. Die Versuchshunde erhielten 1 g HVD, um eine Aggregation zu erzeugen, und anschließend 2 g NVD pro Kilogramm Körpergewicht zur Beseitigung der Aggregation. Während der Aggregation fiel das Herzzeitvolumen ständig ab und kehrte nach Beseitigung der Aggregation durch NVD auf die Kontrollwerte zurück.

In einer Versuchsserie über das Säure-Basen-Gleichgewicht bei Hunden, bei denen eine intravasculäre Aggregation und Disaggregation mittels HVD und NVD erzeugt worden waren, haben wir festgestellt, daß während der Aggregation das p_H normal bleibt, die CO_2-Spannung abfällt, die Milchsäure ansteigt und sowohl der Sauerstoffverbrauch als auch die CO_2-Abgabe sich verringern. Nach Beseitigung der Aggregation mittels Infusion von NVD entwickelt sich eine vorübergehende Acidose mit Senkung des p_H und Zunahme der CO_2-Spannung und der Milchsäure, was darauf hinweist, daß sich in den Geweben saure Substanzen angesammelt haben, die mit Verbesserung der Durchblutung ausgeschwemmt werden.

Die mikroskopische Untersuchung der Organe von Tieren, die standardisierten Quetschungen, Verbrennungen oder Kältetraumen unterworfen wurden oder denen HVD verabreicht worden war und die getötet wurden, wenn die Capillardurchblutung infolge der intravasculären Zellaggregation stark verändert war, ergab anatomisch nachweisbare Veränderungen in der Leber zentrale Nekrosen, in den Nieren eine Schädigung der Tubulizellen und im Herzen Mikronekrosen, gleichgültig, ob die intravasculäre Aggregation durch Traumen oder durch Infusion von HVD erzeugt worden war. Tiere, die den gleichen standardisierten Verletzungen ausgesetzt worden waren, aber zur Verhütung der Strömungsveränderungen mit NVD behandelt worden waren, wiesen keine Zeichen einer Schädigung dieser Organe auf.

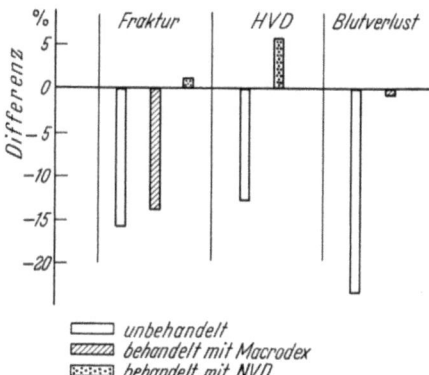

Abb. 11. Die Veränderungen der Heilungsgeschwindigkeit prä- und postexperimentell gesetzter Wunden bei sieben Gruppen von Kaninchen unter den folgenden Versuchsbedingungen: Femurfraktur ohne Behandlung, nach Behandlung mit kommerziellem Dextran (Macrodex) und nach Behandlung mit NVD; Anwendung von HVD ohne und mit Behandlung mit NVD; Entnahme von Blut ohne und mit Behandlung mit kommerziellem Dextran (Macrodex)

Der Einfluß von Traumen und einer künstlich erzeugten intravasculären Aggregation auf die Wundheilung als Parameter des effektiven nutritiven Blutflusses wurde von Dr. ZEDERFELDT untersucht, wobei die verwendete Methode auf der Bestimmung der Zugfestigkeit basierte. In Abb. 11 sind die wesentlichsten Resultate dieser Versuche dargestellt. Es wurden sieben Gruppen von je zehn Kaninchen verwendet, die drei verschiedenen Behandlungsverfahren unterzogen worden waren: Femurfraktur, künstliche intravasculäre Aggregation mit HVD und Blutentzug. Alle drei Prozeduren hatten eine Verringerung der Wundheilungsgeschwindigkeit zur Folge. Diese ließ sich nicht durch die begleitende Anämie erklären, da der Entzug von Blut die Heilungsgeschwindigkeit nicht verminderte, wenn das entnommene Blut durch eine entsprechende Menge von kommerziellem Dextran (Macrodex) ersetzt worden war.

Ebenso ließ sich die verringerte Heilungsgeschwindigkeit nicht auf eine Reduktion des Blutvolumens bei den Femurfrakturen zurückführen, da auch in diesem Fall die Substitution mit kommerziellem Dextran die Heilungszeit nicht signifikant verbesserte. Der Verzögerung der Wundheilung kann jedoch durch Beseitigung der intravasculären Aggregation mit Hilfe von NVD-Infusionen entgegengewirkt werden; die intravasculäre Aggregation muß daher entweder Folge der Verletzung, z. B. der Femurfraktur, sein, oder auf der Gegenwart von großen und zähflüssigen Molekülen wie nach der Infusion von HVD beruhen.

Wir schließen daher, daß ein Ersatz des verlorenen Volumens nicht ausreicht, um die capilläre Durchströmung wieder herzustellen, und daß nach Gewebsverletzungen die Störungen der Capillardurchblutung auf Veränderungen der Strömungseigenschaften des Blutes beruhen.

Niedrigviscöses Dextran

Zu den grundlegenden Forderungen, die an eine Flüssigkeit gestellt werden müssen, die sowohl das Volumen vergrößern als auch die Durchblutung verbessern sollen, gehört die Eigenschaft, daß sie das Blutvolumen und den Blutdruck auf einer entsprechenden Höhe halten und den Störungen der Durchblutung, die auf den obenerwähnten qualitativen Veränderungen des Blutes beruhen, entgegenwirken kann. Um diese Forderungen zu erfüllen, muß die Flüssigkeit eine geringe Viscosität besitzen und in der Lage sein, die Aggregation der Formelemente des Blutes zu beseitigen.

Salz- und Zuckerlösungen, die zwar diesen Anforderungen genügen, haben eine sehr begrenzte Wirkungsdauer. Die Eigenschaften kolloidaler Lösungen hängen von der Molekulargröße, vom Molekulargewicht, von der Form der Moleküle und ihrer Konzentration ab. Gelatine und Polyvinylpyrrolidon (PVP) besitzen molekulare Eigenschaften, die physikalische Veränderungen im Blut bei niedrigeren Konzentrationen und mit niedrigeren Molekulargewichten als Dextran herbeiführen. Die Überlegenheit von Dextran beruht auf besonderen intramolekularen Bindungen, die in gewissem Ausmaß auch variiert werden können je nach dem Zweck, für den das Dextran verwendet wird.

Jahrelange experimentelle und klinische Forschungen haben erwiesen, daß mit Dextran ein brauchbares Kolloid zur Infusion als Plasmaexpander zur Verfügung steht. Der englische Typ des Dextrans, Kurve C, hat viel höhere Molekulargewichte und eine größere innere Viscosität als die schwedischen und amerikanischen Typen, Kurve B (Abb. 12).

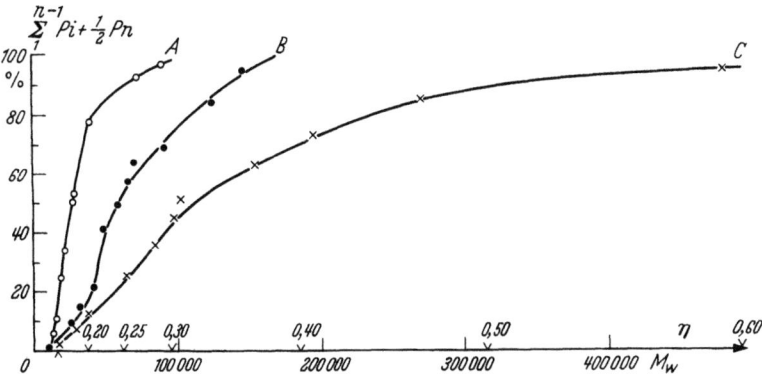

Abb. 12. Verteilungskurven des integralen Molekulargewichtes und der inneren Viscosität für A niedrigviscöses Dextran, B schwedisches und amerikanisches Dextran (Macrodex), C englisches Dextran

Seit einigen Jahren haben Dr. INGELMAN und ich versucht, eine Dextranfraktion herzustellen, die zur Behandlung der gestörten Capillardurchblutung geeignet ist.

Die Dextranfraktion die bisher die besten Resultate in bezug auf die Verbesserung der Gewebsdurchströmung ergeben hat, hat ein sehr enges Molekülband mit einem mittleren Molekulargewicht von etwa 40000 und einer inneren Viscosität von $0{,}18—0{,}19\,\mathrm{dl/g} = \mathrm{Kurve}\,A$.

Die Infusion dieser neuen Dextranlösung führt bei gesunden Versuchspersonen zu einer Zunahme des Plasmavolumens, die ein größeres Ausmaß, aber eine kürzere Dauer besitzt als bei Macrodex, was in erster Linie auf einer schnelleren Ausscheidung mit dem Harn beruht. Kochsalzlösung ist, wie aus Abb. 13 hervorgeht, nicht in der Lage, das Plasmavolumen auszudehnen.

Gibt man gleiche Mengen von NVD und Macrodex, so verbessert das niedrig-viscöse Dextran die periphere Durchblutung wirksamer als Macrodex. Der Gerinnungsprozeß — der durch alle kolloidalen Ersatzlösungen mit hohem Molekulargewicht infolge intravasculärer Gerinnselbildung gestört wird — wird durch dieses Dextran

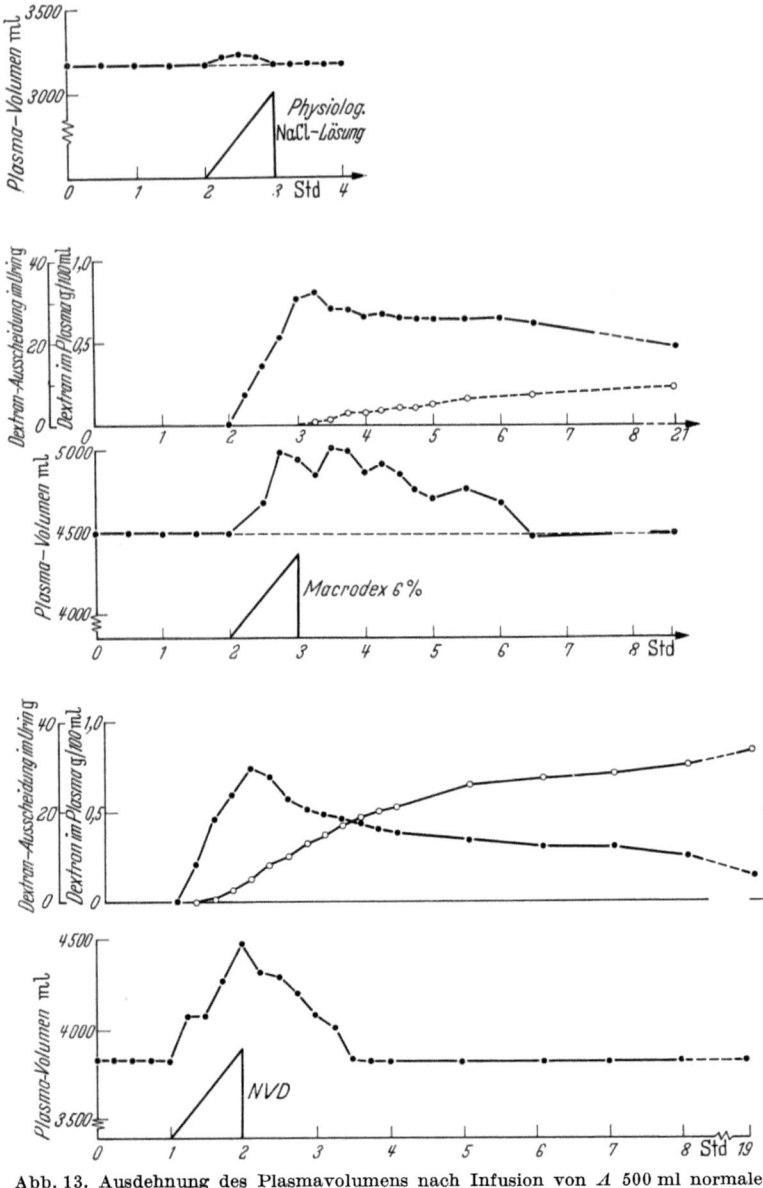

Abb. 13. Ausdehnung des Plasmavolumens nach Infusion von *A* 500 ml normale Salzlösung, *B* 500 ml Macrodex, *C* 500 ml niedrigviscöses Dextran

nicht beeinflußt; die Verdünnung führt zu einem vorübergehenden Abfall der Blutplättchenzahl und zu einer vorübergehenden Verlängerung der Blutungszeit, obwohl die letztere im Normalbereich bleibt.

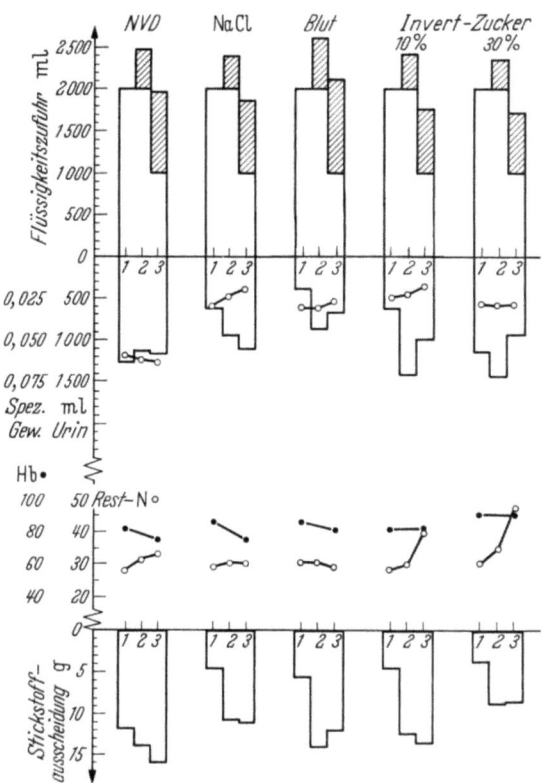

Abb. 14. Die Wirkung von niedrigviscösem Dextran, normaler Salzlösung, Blut und Invertzucker in der frühen postoperativen Periode

Dieses Dextranpräparat wurde in der frühen postoperativen Periode bei ähnlich zusammengesetzten Gruppen von cholecystektomierten Patienten verabreicht, um seine Wirkung mit den Effekten von Kochsalzlösung, Blut und Invertzucker zu vergleichen. Ich möchte die in Abb. 14 im einzelnen dargestellten Ergebnisse nicht weiter diskutieren, sondern nur darauf hinweisen, daß die Diurese und die Stickstoffausscheidung nach NVD gesteigert wird — ein

Effekt, der sowohl auf eine osmotische Diurese als auch auf eine Zunahme der Nierendurchblutung zurückgeführt werden muß.

Die Infusion dieser Dextranlösung bei Patienten mit intravasculärer Aggregation von Blutzellen und gestörter Capillardurchströmung beseitigt oder vermindert die Aggregation, steigert die Flüssigkeit des Blutes und verbessert die capilläre Durchströmung.

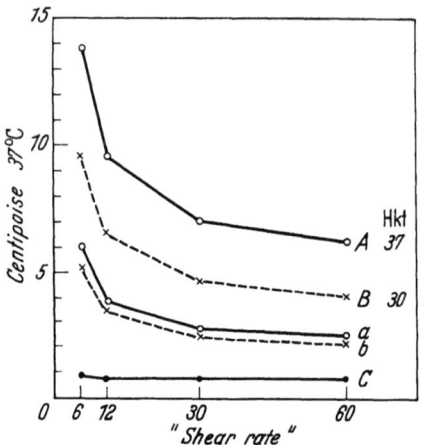

Abb. 15. Viscosität von Vollblut (A) und Plasma (a) vor und nach (B und b) der Infusion von 500 ml 15% NVD bei einem Patienten mit Galle-Peritonitis, C Viscosität von Wasser

Abb. 15 zeigt den Einfluß der genannten Dextranlösung auf die Viscosität des Vollblutes und des Plasmas eines Patienten mit Schock bei Galle-Peritonitis. In diesem Fall führte die Infusion zu einer eindeutigen Abnahme der Viscosität des Blutes, d. h. zu einer Zunahme seiner ,,Flüssigkeit". Die Zunahme der Flüssigkeit ist am deutlichsten bei niedrigen Strömungsgeschwindigkeiten, eine Tatsache von größter Wichtigkeit für die Strömung des Blutes in den Sinusoiden und den Venolen, wo die Strömungsgeschwindigkeit schon unter normalen Umständen niedrig ist und wo sie unter krankhaften Bedingungen minimal werden kann.

Abb. 16 illustriert die Wirkung dieser Dextranfraktion auf die Viscosität des Blutes, den peripheren Widerstand und die Durchblutung bei einem Patienten mit einer 40%igen Verbrennung. Sie zeigt, daß vor der Infusion die Viscosität des Vollblutes bei allen Strömungsgeschwindigkeiten hoch war (A), daß der Hämatokrit hoch war, daß der Perfusionsdruck 110 mm Hg betrug und daß die Durchblutung bei etwa 10 ml/100 ml Gewebe/min lag. Nach Infusion von 1000 ml niedrig-viscösen Dextrans fiel der Hämatokrit ab, und die Viscosität des Vollbluts verringerte sich bei allen Strömungsgeschwindigkeiten, vor allem bei den niedrigeren (B). Der Perfusionsdruck blieb unverändert, aber die Durchblutung stieg auf ungefähr 14 ml/100 ml Gewebe/min. Das bedeutet, daß der periphere Widerstand um ungefähr 35% abfiel. Kurve C zeigt die Viscosität des Vollblutes 24 Std später bei fortlaufender Infusion von NVD. Trotz des angestiegenen Hämatokrits bleibt die Viscosität niedrig. Aus diesen Fällen ergibt sich daher, daß das erwähnte Dextranpräparat die Flüssigkeit des Blutes steigert.

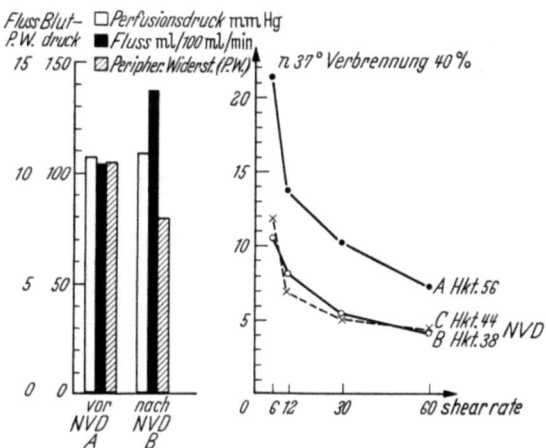

Abb. 16. Durchblutung (nach 5 min dauernder arterieller Drosselung), gemessen mit einem Unterarmplethysmographen, und Viscosität des Vollbluts bei einem Fall mit 40%iger Verbrennung vor und nach Infusion von 1000 ml 15%igen NVD. A vor, B 1 Std nach der Infusion, C 24 Std später bei fortgesetzter Infusion. Während der Infusion trat keine Änderung des Perfusionsdruckes (offene Säulen), eine Zunahme der Durchblutung (schwarze Säulen), eine Abnahme des peripheren Widerstandes (gepunktete Säulen) und eine Verminderung der Viscosität des Vollbluts auf

Der Wert dieser Dextranfraktion bei Patienten mit sogenanntem irreversiblem Schock, die bereits eine ausreichende Blutsubstitution erhalten haben, wird durch den folgenden Fall verdeutlicht:

52jährige Frau, 55 kg, fortgeschrittene Peritonitis nach Perforation eines Darmtumors. Krankenhausaufnahme in schlechtem Allgemeinzustand in schwerem Schock. Blutdruck 70 mm Hg, Puls 140. Präoperative Behandlung mit Macrodex und Blut. Der operative und postoperative Schock wurde mit Vollblut und Aramin als pressorischer Substanz bekämpft. Trotz reichlicher Vollbluttransfusionen wurden steigende Dosen von Aramin erforderlich, um den Blutdruck aufrechtzuerhalten. Eine Blutvolumenbestimmung in dieser Zeit zeigte normale Werte: Plasmavolumen 2670 ml, Erythrocytenvolumen 1670 ml, Hämatokrit 44%. Bei der mikroskopischen Untersuchung der Conjunctiva fanden sich eine sehr schlechte

Capillardurchströmung, ein Stillstand von zusammengeballten Blutzellen in den Venolen, arteriolo-venuläre Kurzschlüsse und eine ausgeprägte Constriction der Arteriolen. Auf der Haut bestanden blasse Druckstellen. Es wurde angenommen, daß sich die Patientin in einem irreversiblen Schock befände.

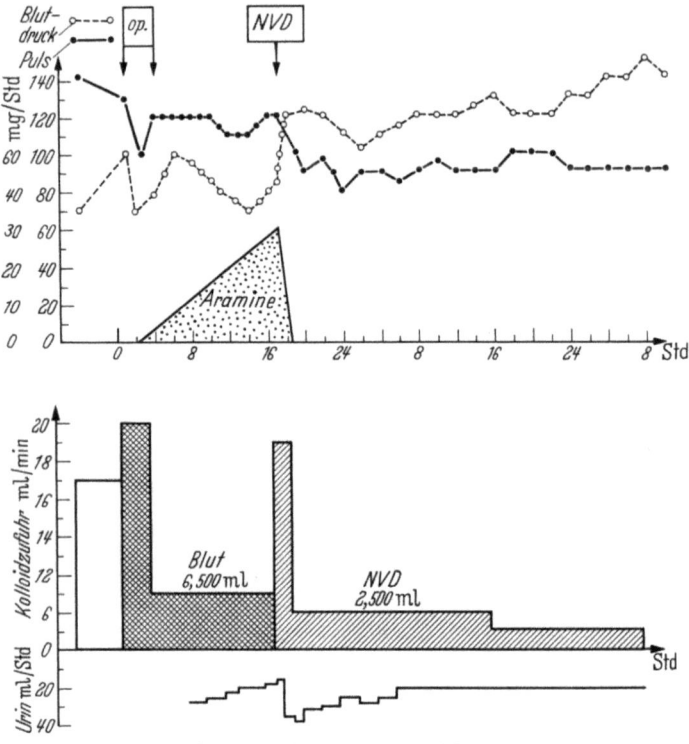

Abb. 17. Patient mit sog. „irreversiblem" Schock

Jetzt wurden 500 ml 10%igen NVD in Dextrose schnell infundiert, dem anschließend die fortlaufende Infusion von 2000 ml NVD im Verlaufe von 2 Tagen folgte. Innerhalb 1 Std nach Beginn der NVD-Infusion konnte die Gabe von Aramin eingestellt werden. Die Reaktion von Blutdruck, Puls und Urinausscheidung ist in Abb. 17 dargestellt. Der Allgemeinzustand der Patientin besserte sich schnell, die kühle, cyanotische Haut wurde warm und rot. Die capilläre Durchströmung in der Conjunctiva wurde schneller, und die Stase der Blutzellen verschwand. Blutdruck und Puls blieben auf normalen Werten, ohne daß sonstige Medikamente erforderlich wurden. Die Urinausscheidung nahm zu. Alles in allem war der irreversible Schock beseitigt worden.

Zusammenfassung

Unsere Untersuchungen über die hämatorheologischen Veränderungen im Schock haben die Bedeutung der Unterscheidung zwischen den verschiedenen Formen des Schocks bei der Suche nach einem geeigneten Substitutionsmittel unterstrichen.

Vollblut ist das ideale Ersatzmittel beim akuten hämorrhagischen Schock.

Plasma oder künstliche Plasmaexpander sind im Routinegebrauch in der Lage, das Blutvolumen und den Blutdruck zu normalisieren.

Beim traumatischen oder toxischen Schock jedoch, bei denen Veränderungen in den Strömungseigenschaften des Blutes die Blutströmung stören, sind diese Stoffe nicht fähig, eine ausreichende Durchblutung wieder herzustellen. Um dieser zusätzlichen Forderung zu genügen, wurde eine neue Dextranfraktion[1] als Substitutionsflüssigkeit entwickelt, die in der Lage ist, die Störungen der Blutströmung zu beseitigen.

Literatur

BERGENTZ, S.-E.: Acta chir. scand. Suppl. **282** (1961).
FAJERS, C.-M., u. L.-E. GELIN: Acta path. microbiol. scand. **46**, 97 (1959).
GELIN, L.-E.: Acta chir. scand. Suppl. **210** (1956).
— Bull. Soc. int. Chir. **18**, 4 (1959).
— Acta chir. scand. **122**, 287 (1961).
— Rev. Surg. **19**, 385 (1962).
— Ciba Shock-Symposium, S. 372. Berlin-Göttingen-Heidelberg: Springer 1962.
— Biorheology **1**, 119 (1963).
— u. B. INGELMANN: Acta chir. scand. **122**, 294 (1961).
THORSÉN, G., u. H. HINT: Acta chir. scand. Suppl. **154** (1950)
ZEDERFELDT, B.: Acta chir. scand. Suppl. **224** (1957).

---

[1] Das neue niedrigviscöse Dextran wird unter der Bezeichnung Rheomacrodex in den Handel kommen.

Schock und Plasmaexpander

Von H. EUFINGER, Kiel

Aus der Chirurgischen Universitätsklinik Kiel
(Direktor: Prof. Dr. R. WANKE †)

Der Schock stellt einen akut lebensbedrohlichen Zustand dar, der einer sofort wirksamen Behandlung bedarf. Da infolge der Zunahme von Verletzungen nach Art und Umfang, die Behandlung des Schocks, die bereits am Unfallort beginnen soll, eine immer größere Bedeutung gewinnt und da operative Eingriffe ein immer größeres Ausmaß annehmen, wobei ebenfalls eine Schockprophylaxe und -bekämpfung notwendig ist, kann es nicht verwundern, daß neben der Anaesthesiologie gerade die Chirurgie diesen Fragen ein ganz besonderes Interesse entgegenbringt.

Bei der Therapie des Schocks sind vor allem folgende fünf Faktoren zu berücksichtigen (s. auch Abb. 1):
1. Auffüllung des Gefäßsystems,
2. Wiederherstellung einer normalen Gewebsdurchströmung,
3. Stützung des Herzens,
4. Bekämpfung toxischer Faktoren,
5. Dämpfung nervaler Faktoren.

Von diesen Faktoren stehen die Auffüllung des Gefäßsystems sowie die Wiederherstellung einer normalen Gewebsdurchströmung im Mittelpunkt der Schocktherapie. An erster Stelle hat die Auffüllung des Gefäßsystems zu stehen, denn das Wesen des Schocks stellt zunächst eine Verminderung der zirkulierenden Blutmenge oder ein Mißverhältnis zwischen zirkulierender Blutmenge und Gefäßkapazität (HEIM u. OSTEN) oder nach BUCHBORN richtiger gesagt, eine Verminderung des Stromzeitvolumens dar. Diese Verminderung des Stromzeitvolumens beruht bei in der Chirurgie zu beobachtenden Schockzuständen auf drei Grundursachen, nämlich
1. auf dem Blutverlust, nach außen, z. B. bei Verletzungen oder nach innen, z. B. Magendarmtrakt, Bauchhöhle, Pleurahöhle, 2. auf hämodynamischen Blutverschiebungen, z. B. bei Gehirn-, insbesondere bei Hirnstammverletzungen und 3. auf dem Plasmaverlust, z. B. bei Verbrennungen. Diese drei Grundfaktoren können auch kombiniert vorkommen.

Um das verminderte Stromzeitvolumen zu normalisieren, stehen uns folgende Mittel zur Verfügung:
1. Blut,
2. Plasma,
3. Plasmaersatzmittel.

Ganz gleich, ob wir die Volumensubstitution mit Blut, Plasma oder Plasmaersatzmitteln durchführen, immer ist die Frage wichtig

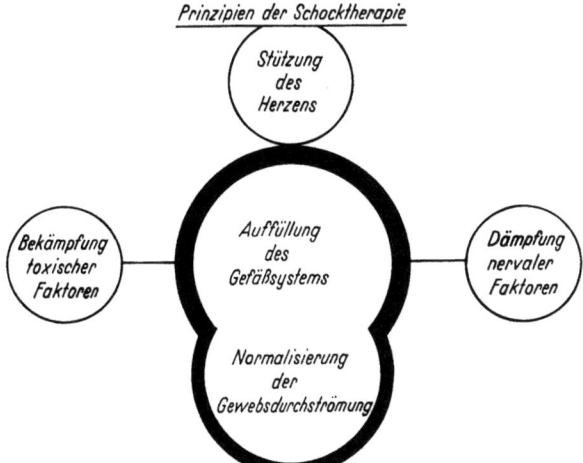

Abb. 1. Prinzipien der Schocktherapie

und zu klären, wie hoch der Volumenersatz jeweils zu sein hat. Den besten Hinweis über die Menge des zu ersetzenden Blutvolumens würde eine schnell durchführbare Blutvolumenbestimmung geben. Eine derartige Bestimmung stieß aber bisher auf große Schwierigkeiten. Kürzlich haben WILLIAMS und FINE eine Methode angegeben, die es erlaubt, Blutvolumenbestimmungen innerhalb von 10 min durchzuführen. ALLGÖWER berichtete auf der 78. Tagung der Deutschen Gesellschaft für Chirurgie über seine ersten Erfahrungen mit dieser Methode. Er fand eine Fehlerbreite von ± 3%.

Es genügt nicht, die Blutdruckhöhe als einzige Richtlinie für das Ausmaß des Blutvolumenersatzes zu nehmen, da der Blutdruck bereits infolge kompensierender Mechanismen ansteigen kann, bevor der Blutverlust vollständig ersetzt ist. Solange Blutvolumenbestimmungen nicht routinemäßig durchführbar sind, muß als

Anhaltspunkt für die erforderlichen Mengen des Blutvolumenersatzes die stündlich mittels Dauerkatheter gemessene Urinmenge gelten. Sie darf nach AHNEFELD u. ALLGÖWER nicht unter 30 cm^3 pro Std absinken. Ein weiteres Kriterium zur Beurteilung der Menge des Volumenersatzes ist nach AHNEFELD u. Mitarb. die Messung des Venendruckes, und zwar hat ein Venendruck von 15—20 cm Wassersäule als obere Grenze zu gelten. Um eine Kreislaufüberfüllung durch Infusionen bzw. Transfusionen beim Schock zu vermeiden, führt KIRCHNER eine routinemäßige Sympathicolyse mittels intravenöser Verabfolgung von Hydergin durch.

Daß Blut beim Blutverlust, beim hämorrhagischen Schock den besten Blutersatz darstellt, dürfte auf der Hand liegen. Aber auch von den metabolischen Aspekten des Schocks muß nach BUCHBORN die Vollbluttransfusion als optimal angesehen werden. BUCHBORN meint, daß dies auch für die Schockformen mit Hämokonzentration gelte, denn selbst durch Stabilisatorzusätze verdünntes Vollblut senke ja noch den pathologisch erhöhten Hämatokrit. Auch werde die effektive Blutviscosität durch Vollblut insofern gemindert, als die hierdurch erzielte Steigerung von Blutdruck und Herzminutenvolumen druckpassiv auch den Gefäßwiderstand mindere und damit u. a. die Strömungsgeschwindigkeit, zumal in den postcapillaren Venolen, erhöhe. Dadurch würde verständlich, daß zahlreiche Autoren im Gegensatz zu früher heute selbst beim Verbrennungsschock mit seinem maximalen Hämatokritwerten Vollblut bereits im Frühstadium, d. h. noch vor Einsetzen einer Hämolyse und Anämie im Vergleich mit Plasma und Serum als überlegen ansähen.

Die in der Regel intravenös durchzuführende Bluttransfusion ist, wenn der Schock dem irreversiblen Stadium sich nähert, nach SCHOSTOCK, SCHNEIDER u. a. wirkungsvoller, da der Blutdruck und die Herz- und Gehirndurchblutung nach SCHNEIDER schneller ansteigen. Aber auch auf die Normalisierung der Gewebsdurchblutung hat die intraarterielle Bluttransfusion eine günstige Wirkung, worauf später noch näher einzugehen sein wird.

Nun darf man aber niemals vergessen, daß die Bluttransfusion keine indifferente Maßnahme darstellt und daß bei ihr nach größeren Statistiken bis zu 6% mit Komplikationen zu rechnen ist. Die Fieberreaktionen, die allergischen und hämolytischen Erscheinungen sind bekannt und sollen deshalb nur kurz erwähnt werden.

Näher eingegangen werden soll jedoch auf den sog. ,,Schnellinfusionsschock" nach Verabfolgung von Blutkonserven. Ich folge dabei im wesentlichen der Darstellung von RÜGHEIMER u. LEUTSCHAFT. Wenn nämlich ein akuter massiver Blutverlust die Substitution größerer Konservenblutmengen in kürzester Zeit, d. h. im Strahl erforderlich macht, dann ist oft zu beobachten, daß trotz Wiederherstellung eines normalen Blutvolumens das Kreislaufversagen bestehen bleibt. Dyspnoe, Blutdruckabfall, Bradykardie, Kammerflimmern und Herzstillstand stellen die klinische Symptomatologie dar. Als die wesentlichsten pathogenetischen Faktoren dieses Zustandsbildes werden die Senkung des ionisierten Plasma-Calciums durch momentane Citratüberdosierung, die Kaliumüberschwemmung bei Verwendung älterer Blutkonserven und der intravasale Kälteschaden angeschuldigt. RÜGHEIMER u. LEUTSCHAFT haben in Experimenten an 40 Hunden feststellen können, daß einzig und allein ausschlaggebend war, ob die Infusion kalt und im Strahl durchgeführt wurde. Zur Prophylaxe empfehlen die Autoren einen Durchlauferwärmer, z. B. das von BOYAN angegebene Gerät, das den Vorzug automatisch regulierter Temperaturkonstanz hat oder der nach dem Thermoprinzip konstruierte Durchlauferwärmer von HEPPNER.

Dem Blut folgt an Wertigkeit zur Volumenauffüllung Plasma. Nicht immer steht jedoch bei einem plötzlich aufgetretenen Schock Blut oder Plasma zur Verfügung, so daß verschiedene Plasmaersatzmittel, Plasmaexpander, entwickelt worden sind, die sich vor allem bezüglich ihrer Verweildauer im Organismus sehr unterscheiden. Wie die Tabelle 1 zeigt, kann man die Plasmaersatzmittel 1. in Elektrolytlösungen, 2. in capillarwirksame Lösungen und 3. in kolloidale Plasmaexpander einteilen.

Tabelle 1. *Plasmaersatzmittel (Plasmaexpander)*

A. *Elektrolytlösungen*
1. 0,9%ige NaCl-Lösung
2. Ringerlösung
3. Lockelösung
4. Tyrodelösung
5. Normosal
6. Tutofusin
7. Sterofundin
8. Holofusin u. a.

B. *Capillarwirksame Lösungen*
z. B. Subsidon = Tutofusin
+ Rutin

C. *Kolloidale Plasmaexpander*
1. Periston (Polyvinylpyrrolidon)
2. Dextran (Macrodex) (Polysacharid)
3. Plasmaexpander auf Gelatinebasis
Plasmagel   Gelifundol
Hämaccel

Zu den Elektrolytlösungen gehören 0,9%ige Kochsalzlösung, Ringer-, Tyrode- und Lockelösung sowie einige Fertigpräparate, wie beispielsweise Normosal, Tutofusin, Sterofundin und Holofusin. Die Elektrolytlösungen haben alle den Nachteil, daß sie nur ganz kurze Zeit im Organismus verweilen. Der eigentliche Auffülleffekt ist nur 30—60 min vorhanden. Nach Untersuchungen von A. W.

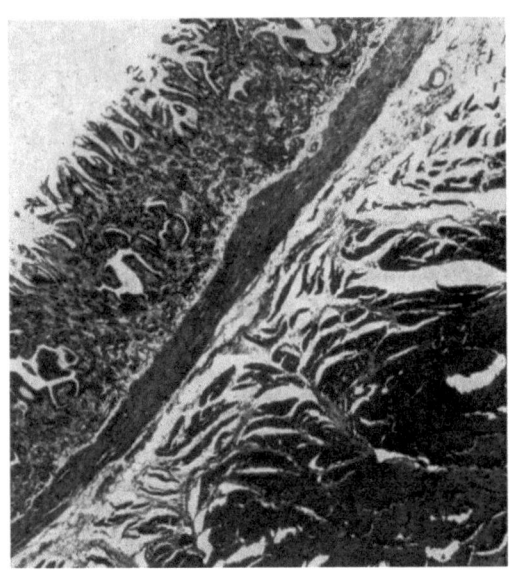

Abb. 2a—d. Ödembildung im Magendarmtrakt des Kaninchens nach Infusion physiologischer NaCl-Lösung. a Magenpräparat des Kaninchens. Normalbefund

FISCHER und SCHEGA kommt es nach Infusionen von Elektrolytlösungen zu Ödembildungen im Magendarmtrakt, wie Abb. 2 auf Grund eigener Versuche demonstrieren soll. Die von amerikanischer Seite in jüngster Zeit empfohlenen hohen Infusionsmengen von Elektrolytlösungen — 2 l Elektrolytlösung füllen etwa 500 ml Blutvolumen auf — erscheinen doch etwas bedenklich, da sie zu einer allgemeinen Ödembildung und zu einer außerordentlichen Belastung der im Schock schon ohnehin geschädigten Niere führen.

Capillarwirksame Lösungen sind an sich Elektrolytlösungen, die z. B. Rutin zur Capillarabdichtung enthalten und so zu einer längeren Verweildauer der Elektrolytlösung im Organismus führen sollen. HEIM u. OSTEN beobachteten nach Subsidoninfusionen

(Tutofusin + Rutin) Tachykardien, hochgradige Schweißabsonderungen sowie Gesichtsödeme. Sie führen diese Nebenerscheinungen auf den Rutinzusatz zurück.

Eine längere Verweildauer im Organismus haben die kolloidalen Plasmaexpander, wovon vor allem das Periston (HECHT u. WEESE

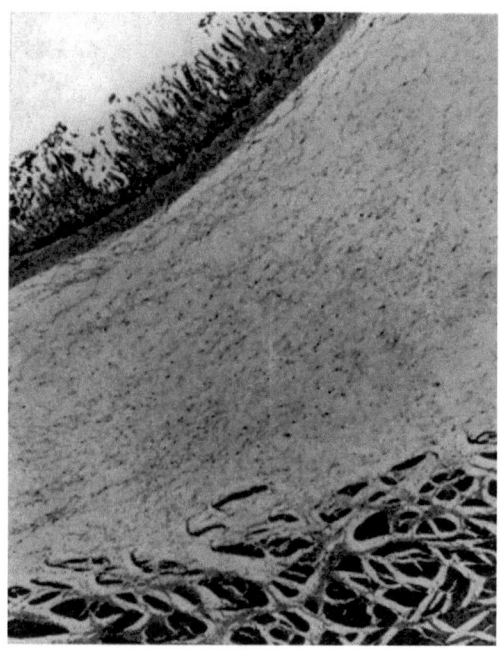

Abb. 2b. Magenpräparat des Kaninchens. Submucöse Ödembildung nach i. v. Infusion von physiologischer NaCl-Lösung

ein Polyvinylpyrrolidon, das Dextran (GRÖNWALL u. INGELMANN), ein Polysacharid sowie die Plasmaexpander auf Gelatinebasis zu nennen sind.

Allen diesen kolloidalen Plasmaexpandern gemeinsam ist, daß sie nicht zu Ödembildungen im Magen-Darm-Trakt führen, wie die in Abb. 3 dargestellten Befunde nach Peristoninfusion (Abb. 3a), nach Dextranzufuhr (Abb. 3b) und nach Verabfolgung von Hämaccel (Abb. 3c) zeigen.

Periston, ein 4%iges Polyvinylpyrrolidon in physiologischer Salzlösung mit einem mittleren Molekulargewicht von 30000 ist etwa 2 Tage im Blut nachweisbar. Dem niedermolekularen Periston, dem Periston N, mit einem mitteren Molekulargewicht von 12600 soll nach SCHUBERT noch die Eigenschaft zukommen, daß es Toxine binden und lebergängige Stoffe nierenfähig machen kann. Ein Teil des Peristons wird im Reticuloendothel gespeichert. Verschiedene Arbeiten, z. B. von BARGMANN, AMMON u. MÜLLER u. a.

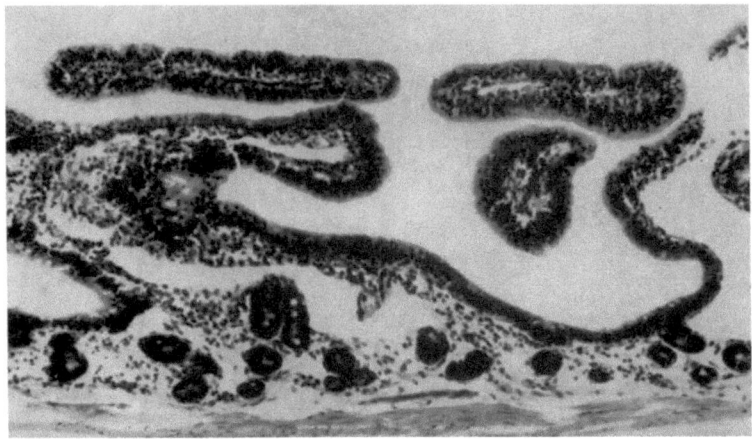

Abb. 2c. Dünndarmpräparat des Kaninchens. Normalbefund

sind bekannt, in denen das Vorkommen von Schaumzellen in Leber und Milz beschrieben wird. Befunde, die wir in eigenen Versuchen (Abb. 4) bestätigen konnten. Die von HUEPER beobachtete Sarkomentstehung im Tierexperiment nach Polyvinylpyrrolidon-Infusionen konnte von anderen Autoren nicht bestätigt werden. Ein weiterer Nachteil des Peristons ist der, daß kein körpereigener Abbau stattfindet.

Nach Infusionen von Dextran werden in den ersten 6—8 Std 25% durch die Nieren ausgeschieden. Weitere 25% verlassen nach BURSON u. BLOOM über den Magen und Dünndarm den Organismus. LINDNER hat darüber hinaus darauf hingewiesen, daß auch die Lunge als Ausscheidungsorgan für Dextran zu gelten hat. Dafür spräche das von verschiedenen Autoren nachgewiesene Auftreten von radioaktivem Kohlendioxyd nach Zufuhr von markiertem Dextran. HELLMANN hat die Ausscheidungsverhältnisse des Dextrans mit mit C^{14} markiertem Dextran untersucht. Das zugeführte

markierte Dextran wurde zu über 90% der Dosis innerhalb von
10 Tagen ausgeschieden, davon mehr als 60% im Harn, über 25%
als CO_2 über die Lunge und etwa 2% durch die Faeces. Mit der
Frage des Abbaues von Dextran in animalischem Gewebe haben

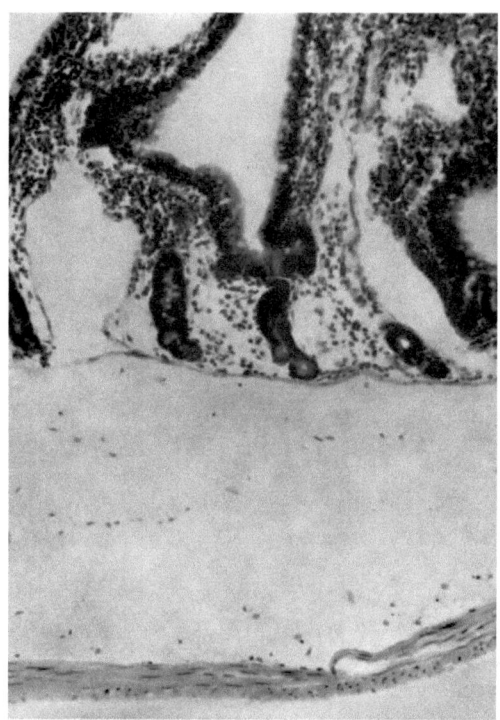

Abb. 2d. Dünndarmpräparat des Kaninchens. Submucöse Ödembildungen nach i. v.
Infusion von physiologischer NaCl-Lösung

sich ROSENFELD u. LUKOMSKAYA beschäftigt. In verschiedenen
tierischen Organen (Milz, Leber, Lunge, Nieren, Gehirn und
Muskulatur) konnten Enzyme nachgewiesen werden — u. a. Dextran-1,6-Glucosidase (Dextranase), ein Enzym, welches imstande ist,
Dextran abzubauen. Obwohl nach den Untersuchungen von GRÖNWALL u. INGELMANN, LINDNER u. a. eine Speicherung des Dextrans
im Organismus nicht beobachtet werden konnte, haben HINT u.
THORSON 8 Wochen nach Dextraninfusion den Stoff in parenchymatösen Organen, allerdings nur serologisch noch nachweisen können.

Als Nachteile des Dextrans müssen allergische Reaktionen (KABAT u. a.), eine Beeinflussung des Blutgerinnungssystems (DE NICOLA u. Mitarb.; JACOBAEUS; SEEGERS u. Mitarb.; SCOTT; LAURELL) sowie Störungen der Blutgruppendiagnostik (MARSTON; ROCHE u. Mitarb.) genannt werden.

Bezüglich der allergischen Reaktionen nach Dextraninfusionen ist zu sagen, daß diese nach den Untersuchungen KABATS u. Mitarb.

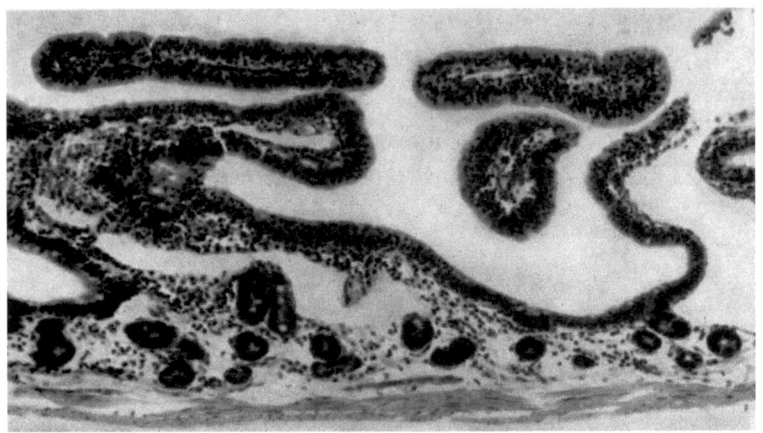

Abb. 3a. Kaninchendünndarm nach i. v. Infusion von Periston

abhängig vom jeweiligen Präparat sind. KABAT konnte nämlich beobachten, daß Dextran schwedischen und britischen Ursprungs in der Praxis häufiger zu allergischen Reaktionen führte als Präparate amerikanischer Produktion. Auf Grund seiner Untersuchungen kommt KABAT zu dem Ergebnis, daß die Dextrane, die praktisch frei von allergischen Reaktionen waren, über folgende Eigenschaften verfügten:

1. Es wurde ein gradkettiges Dextran verwendet, das zu 96% aus 1,6-Bindungen und zu 4% aus 1,3-Bindungen bestand.
2. Das Dextran hatte ein durchschnittliches Molekulargewicht von 51 000 und
3. Die Molekulargewichtsverteilung hatte eine geringe Streuung.

Diese Forderungen werden heute als weitgehend zutreffend bei den in Deutschland gebrauchten Dextranlösungen (Macrodex) angegeben. Allerdings haben wir im vergangenen Jahr noch eine recht bedrohliche allergische Reaktion nach Macrodex beobachten können.

Der Einfluß des Dextrans auf das Blutgerinnungssystem ist nach HAHN noch nicht restlos geklärt. Aus den Befunden der Autoren, die sich mit dieser Frage befaßt haben (ADELSON u. Mitarb., BOYD u. Mitarb., CARBONE u. Mitarb., HOVATH u. Mitarb.,

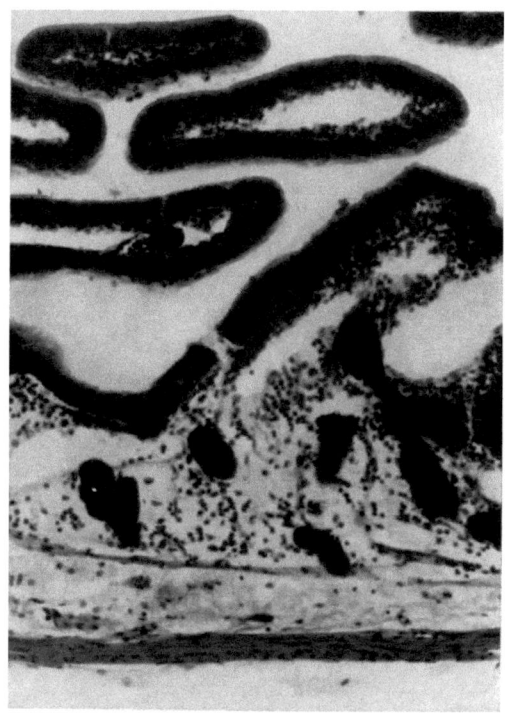

Abb. 3 b. Kaninchendünndarm nach i. v. Infusion von Dextran

LANGDELL u. Mitarb., McKENZIE u. LANGLANDS, MICHAELSON u. Mitarb., NITTIS u. Mitarb.) ist bisher nicht zu entnehmen, ob dieser Dextraneffekt mit einer Blutgerinnungshemmung oder mit Wirkungen auf die Capillaren zusammenhängt. Man hätte z. B. eine Hemmung des Prothrombinaufbrauchs durch Dextran gefunden, aber nur durch große Moleküle, während kleinere Moleküle den Aufbrauch sogar fördern würden. Die Einstellung des mittleren Molekulargewichtes auf ein möglichst niedriges Mittel erscheint nach HOWARD u. Mitarb. sowie nach LANGDELL u. Mitarb. in dieser Hinsicht am günstigsten zu sein. Die Blutungsneigung ließe sich auch durch Vermeidung allzu großer Infusionsmengen umgehen. GRAHAM-STEWART stellt allerdings die Gefahr einer erhöhten Blutungsneigung durch klinische Dextrananwendung in Abrede und betont nur, daß bei okkulten Blutungen sich Gefahren aus der

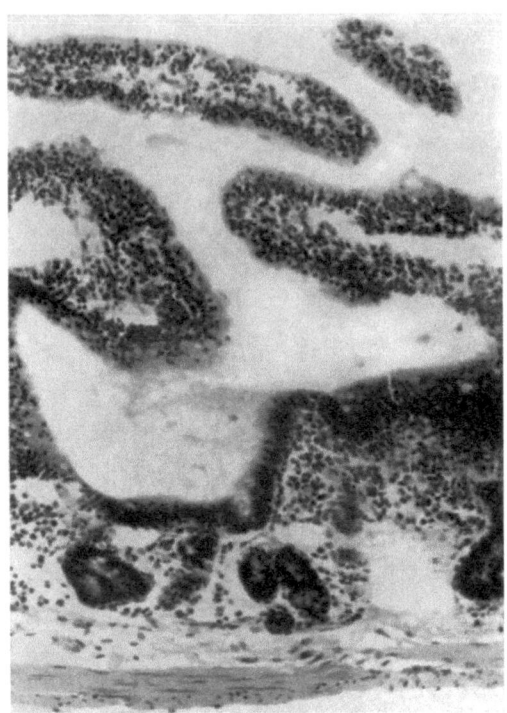

Abb. 3c. Kaninchendünndarm nach i. v. Infusion von Haemaccel

Verdünnung des Fibrinogens und anderer Blutfaktoren ergeben könnten, was dann aber nach HAHN auch für andere Plasmaersatzmittel zutreffen müßte (siehe weiter unten).

Ich habe mit meinen Mitarbeitern EICHLER und STEFAN gemeinsam mit dem Institut für Humagenetik an der Universität Kiel (Leiter: Prof. Dr. W. LEHMANN) gerinnungsphysiologische Untersuchungen bei Verabfolgung von Plasmaexpandern bei freiwilligen gesunden Versuchspersonen durchgeführt und wir haben nach Infusionen von 1000 ml Macrodex in 1 Std, wie Abb. 5 zeigt, unmittelbar nach der Infusion eine Verminderung des Quickwertes, des Prothrombins, der Faktoren VII, VIII, IX und des Fibrinogens feststellen können. Mit Ausnahme des Quickwertes und des Faktors VIII waren die übrigen, nach 1 Std abgesunkenen Werte nach 5 Std noch nicht auf den Ausgangswert zurückgekehrt.

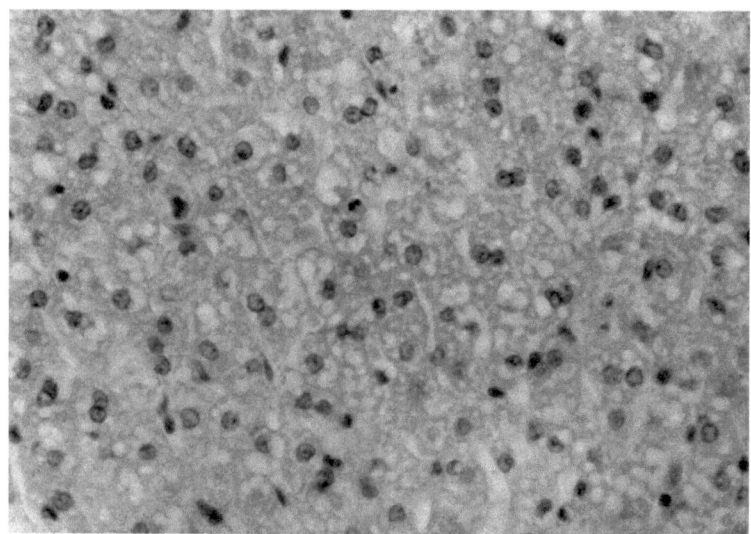

Abb. 4. Schaumzellenbildung in der Leber nach i. v. Peristoninfusion beim Kaninchen

Zur Vermeidung von Blutgruppenfehlbestimmungen nach Dextraninfusionen ist auf die Beobachtung von PETTENKOFER hinzuweisen. PETTENKOFER kam bei seinen Untersuchungen zu der Schlußfolgerung, daß bei der Blutgruppenbestimmung mit Blutkörperchensuspensionen (3—10%) nach Verabreichung eines kolloidalen Plasmaersatzmittels an den zu untersuchenden Patienten eine Fehlbestimmung nicht zu erwarten ist. Dagegen führen Blutgruppenbestimmungen mit Vollblut leicht zu Fehlern infolge Geldrollenbildung. Diese Feststellung gilt auch für die serologische Kreuzprobe. Wenn nach massiver Verabreichung eines kolloidalen Plasmaersatzmittels eine Blutgruppenbestimmung Schwierigkeiten durch Agglutination bereitet, so kann durch dreimaliges Waschen der Patientenerythrocyten eine einwandfreie Ermittlung der Blutgruppe ermöglicht werden. Völlig zuverlässige Reaktionen erhält man mit dem Papaintest. — DUMONT u. GOFFAUX empfehlen, nach einer vorausgegangenen Infusion kolloidaler Plasmaersatzmittel die Blutgruppenbestimmung nach der Röhrchenmethode durchzuführen. Nach ihren Erfahrungen trat hierbei keine Pseudoagglutination auf. Von den auf Gelatinebasis beruhenden Plasmaexpandern haben wir nur mit dem Präparat Haemaccel eigene Erfahrungen. Nach den Untersuchungen von HAVERS, v. BORGSTEDE u. BREUER hat Haemaccel innerhalb von 4—6 Std zur Hälfte den Organismus verlassen. Nach 24 Std sind nur noch Spuren im Organismus nachweisbar. Nach 48 Std war Haemaccel vollständig aus dem Blut verschwunden. Seine Aufspaltung erfolgt nach SCHMIDT-THOMÉ, MAGER u. SCHÖNE durch körpereigene Proteasen wie Trypsin und Katepsin. Nach HAVERS u. Mitarb. übte eine Infusion von 500 und 1000 ml Haemaccel bei 15 Patienten keine erkennbare Veränderung der Leberfunktion aus, was die Autoren mit Hilfe von Bestimmungen der Bilirubinkonzentration im Serum, der Glutamat-Pyruvat-Transaminase und Cholinesterase im Serum nachwiesen. Nach MOELLER u. SYKUDES konnten auch keine Nierenfunktionsstörungen festgestellt werden, da die tubuläre Sekretion, die glomeruläre Filtration und die Konzentrationsfähigkeit der Niere sowohl bei Nierenkranken als auch bei Nierengesunden auch durch größere Mengen von Haemaccel nicht verändert wurden. Mit Hilfe des Hämagglutinationstestes nach BOYDEN, des Gelatinekörpernachweises nach MAURER, des Prausnitz-Küsterschen Versuches, des Schultz-Dale-Testes und der Prüfung auf aktive und passive Anaphylaxie beim Kaninchen und Meerschweinchen konnten SCHWICK und FREUND nachweisen, daß Haemaccel keine antigenen Eigenschaften besitzt. Wie FROESCHLIN zeigen konnte, wird die Blutgruppendiagnostik durch Haemaccel nicht beeinflußt. Ebenso konnten bisher klinisch Blutgerinnungsstörungen nicht beobachtet werden. Allerdings haben wir in unseren eigenen Untersuchungen (Abb. 6) ein Absinken des Quickwertes, des Prothrombins, der Faktoren VII, VIII, IX und des Fibrinogens nach 1 Std feststellen können. 5 Std nach der Infusion war, ähnlich wie beim Macrodex, nur der Quickwert normalisiert.

Nach HAHN haben die Gelatinepräparate den Vorteil, daß sie als Eiweißderivate den natürlichen Trägern der kolloidosmotischen Plasmawirkung chemisch am nächsten kommen. Unsere eigenen

Erfahrungen, die wir seit 3 Jahren mit diesem Präparat an etwa 500 Patienten haben sammeln können, haben keine schädigenden Wirkungen des Haemaccels gezeigt. Der volumenauffüllende Effekt

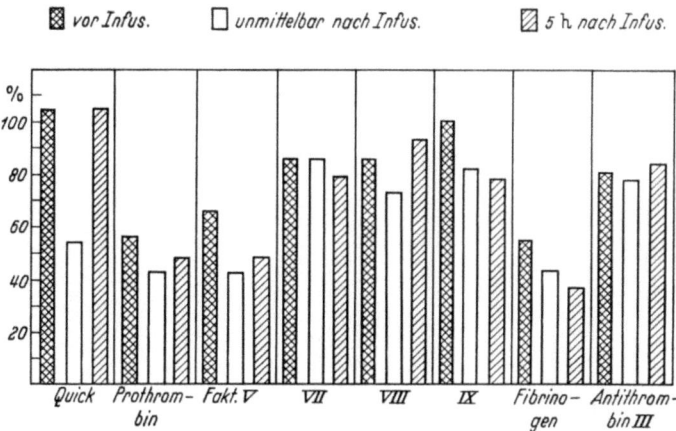

Abb. 5. Blutgerinnungsfaktoren nach Macrodexinfusion

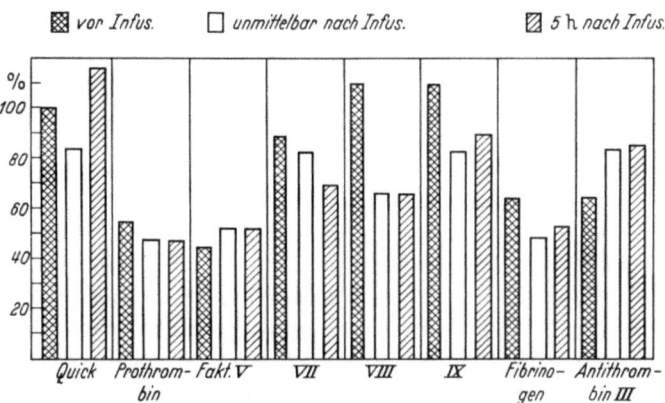

Abb. 6. Blutgerinnungsfaktoren nach Haemaccelinfusion

entspricht nach unseren Erfahrungen den bisher in der Klinik benutzten Plasmaersatzstoffen.

Zur Frage der Wiederherstellung einer normalen Gewebsdurchströmung kann ich mich kurz fassen und darf auf die Ausführungen von SCHNEIDER und GELIN verweisen. Zufuhr niedermolekularer

Plasmaersatzmittel, wie Rheomacrodex, sowie die intraarterielle Bluttransfusion sollen als die z. Z. möglichen Maßnahmen zur Verbesserung der Gewebsdurchströmung und zur Beseitigung des "blood-sludge" genannt werden.

Hinweisen möchte ich in diesem Zusammenhang jedoch auf einige von uns nach Rheomacrodexinfusion beobachtete Blutungszwischenfälle. Die eigenen gerinnungsphysiologischen Untersuchungen

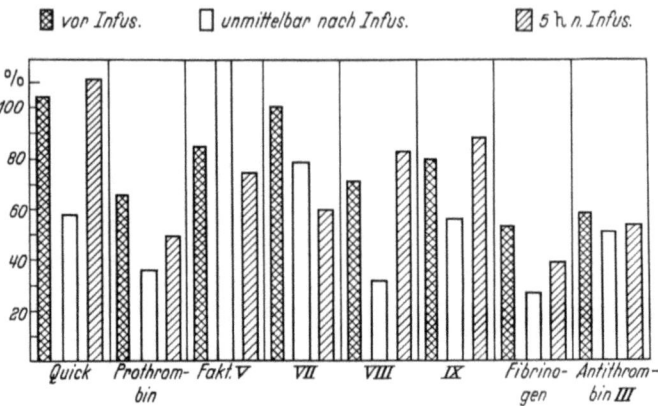

Abb. 7. Blutgerinnungsfaktoren nach Rheomacrodexinfusion

(Abb. 7) ergaben nach Rheomacrodexgaben eine Senkung des Quickwertes, des Prothrombins, der Faktoren VII, VIII, IX, des Fibrinogens und des Antithrombin III nach 1 Std. Nach 5 Std hatten der Quickwert, die Faktoren VII und IX sowie das Antithrombin III den Ausgangswert erreicht bzw. überschritten. Diese Tatsache, daß nach Rheomacrodexgaben im Gegensatz zu Makrodex und Haemaccel die Ausgangswerte der Blutgerinnungsfaktoren nach 5 Std weitgehend erreicht sind, weist unserer Ansicht nach darauf hin, daß es sich bei den Veränderungen der Blutgerinnungsfaktoren höchstwahrscheinlich wohl um einen Verdünnungseffekt handelt, da Rheomacrodex nach 5 Std bereits zum größten Teil ausgeschieden ist, während Macrodex und Haemaccel nach 5 Std noch im Organismus verweilen.

Damit hoffe ich, wenn auch in gedrängter Form, eine Übersicht über Plasmaexpander beim Schock vom Standpunkt des Klinikers, des Chirurgen, gegeben zu haben.

Zur Beurteilung der Halbwertszeit von Plasmaexpandern

Von L. HAVERS

Aus der Anaesthesieabteilung (Leiter: Priv.-Doz. Dr. L. HAVERS)
der Chirurgischen Universitätsklinik Bonn
(Direktor: Prof. Dr. A. GÜTGEMANN)

Die Brauchbarkeit eines Plasmaexpanders in der klinischen Praxis hängt wesentlich von seiner Verweildauer in der Blutbahn ab. Bestimmungen der Blutkonzentration und der renalen Ausscheidungsgeschwindigkeit gestatten zwar, das zeitabhängige Verhalten eines Expanders im Organismus zu erfassen, für die exakte Beurteilung des therapeutischen Erfolges ist jedoch die zusätzliche Kenntnis der quantitativen Veränderungen des intravasalen Plasmavolumens wünschenswert.

Alle heute gebräuchlichen Verfahren der Plasmavolumenbestimmung beruhen auf dem Verdünnungsprinzip. Eine bekannte Menge eines Plasmaindicators wird in die Blutbahn eingebracht und das unbekannte Volumen aus dem Verdünnungsgrad des Indicators errechnet. Diese Methode hat also zur Voraussetzung, daß eine vollständige Mischung des Indicators mit dem Plasma erreicht wird. Bei Kreislaufgesunden dürfte dieser Prozeß nach 10—15 min abgeschlossen sein. Bei einem verlangsamten Kreislauf kann aber die volle Durchmischung weit über diesen Zeitpunkt verzögert sein und so die Messung in Frage stellen. Zu hohe Werte für das Plasmavolumen ergeben sich auch dann, wenn der Plasmaindicator zur Zeit der Meßblutentnahme teilweise wieder aus dem Gefäßsystem abgewandert ist.

Im praktischen Vorgehen werden die Isotopen-Methoden wegen ihrer Meßgenauigkeit in zunehmendem Maße für Plasmavolumenbestimmungen eingesetzt. Eine weite Verbreitung als Plasmaindicator hat insbesondere das mit radioaktivem Jod markierte Serumalbumin — im folgenden kurz RISA genannt — gefunden (FINE u. SELIGMAN). Da aber auch 10% des injizierten Albumin-^{131}J innerhalb einer Stunde aus der Blutbahn abwandern (WASSERMAN u. MAYERSON), kann ein einzelner Meßvorgang 10 min nach der Injektion schon eine erhebliche Fehlerbreite ergeben (ALBERT). Bei der Verwendung von RISA-Präparaten ist weiterhin zu berücksichtigen, daß eine beträchtliche Fehlerquelle durch die sog. „freie Aktivität" eingeführt werden kann. Auf diese Tatsache hat aus unserer Arbeitsgruppe WINKLER mehrfach hingewiesen. WINKLER versteht darunter eine nicht eiweißgebundene Radioaktivität durch Substanzen, die sich vom Serumalbumin abgespaltet haben, beispielsweise unter dem Einfluß von Wärme oder Eigenbestrahlung. Durch eine rasche Eliminierung dieser Aktivität aus der Blutbahn können bei Plasmavolumenbestimmungen — selbst bei kurzer Versuchsdauer — erheblich verfälschte Werte gemessen werden. RISA bedarf deshalb einer besonders sorgfältigen Markierung, Handhabung und Lagerung bei $+2$ bis $+6^0$ C. Temperatureinflüsse lassen sich aber während des Transportes nicht immer ausschalten, insbesondere wenn die Lieferung durch Zollformalitäten erschwert ist.

Nach der Infusion eines Plasmaexpanders interessieren den Kliniker neben dem Verhalten des Plasmavolumens vor allem auch die Veränderungen des Gesamtblutvolumens. Für exakte Untersuchungen der Gesamtblutmenge benötigen wir aber zwei Indicatoren, und zwar einen für das Plasma und einen für die Markierung der Erythrocyten. Die indirekte Berechnung des Blutvolumens aus der Plasmamenge unter Zuhilfenahme des Hämatokritfaktors ergibt ja nur Annäherungswerte, da eine gewisse Menge des Plasmas nicht von den Erythrocyten getrennt werden kann.

WILLIAMS u. FINE haben nun kürzlich ein halbautomatisches Gerät — das Volemetron — zur Messung des Blutvolumens ausgearbeitet, dessen Arbeitsweise ebenfalls auf dem Radio-Isotopen-Verdünnungsprinzip aufgebaut ist. Die wesentliche Vereinfachung der Messungen besteht aber darin, daß die Verdünnung von RISA im Gesamtblut gemessen wird, und die Fehlerquelle des Hämatokrit somit entfällt. Darüberhinaus ermöglicht das Volemetron wiederholte Blutvolumenbestimmungen innerhalb kurzer Zeitintervalle am gleichen Probanden, da die von der vorhergehenden Bestimmung verbliebene Restaktivität elektronisch von den gemessenen Impulsraten subtrahiert wird. Geschwindigkeit und Einfachheit dieser neuen Methode sind bestechend. Es ist deshalb nicht verwunderlich, daß das Volemetron großes klinisches Interesse gefunden hat.

Im deutschsprachigen Raum haben unseres Wissens erstmals ALLGÖWER und seine Schule auf dem Münchener Chirurgen-Kongreß 1962 über Erfahrungen mit diesem Gerät berichtet. Das Volemetron schien danach in nahezu idealer Weise die Bedingungen für ein einfach zu handhabendes und auch hinreichend genau arbeitendes Gerät zu besitzen. Seine Fehlerbreite wurde mit $\pm 2,9\%$ angegeben.

Was unsere Fragestellung der Expanderwirkung anbelangt, so haben bereits GRUBER u. SIEGRIST aus der Allgöwerschen Schule vergleichende Messungen über den Volumeneffekt verschiedener Plasmaexpander ausgeführt. Jedoch schienen uns sowohl hinsichtlich der Methodik wie auch der aus den Ergebnissen gewonnenen Schlußfolgerung Ansatzpunkte für eine Ergänzung dieser Untersuchungen gegeben zu sein. Für uns überraschend war einmal die relativ kurze Halbwertszeit für die untersuchten Gelatine-Präparate und zum anderen die erhebliche Streubreite der Einzelmessungen, die dennoch statistisch ausgewertet wurden. Die Halbwertszeit, wie sie beispielsweise für eines der Gelatine-Präparate angegeben wird, stimmte mit den in unserer Klinik mit Haemaccel®[1] gemachten Erfahrungen, die sich auf mehr als 300 Patienten stützen, nicht überein.

Wenn wir in diesem Zusammenhang von der Halbwertszeit eines Plasmaexpanders sprechen, so soll damit die Zeit definiert werden, nach der 50% der Expanderwirkung verlorengegangen ist. Diese Halbwertszeit der das Volumen expandierenden Wirkung muß aber nicht unbedingt identisch sein mit der im Blut chemisch nachweisbaren Halbwertszeit der infundierten Expander-Substanz, da ja sowohl nach Blutverlusten, als auch nach künstlichen Blutentnahmen körpereigene Mechanismen den Volumenverlust auszugleichen versuchen.

Unsere eigenen Untersuchungen dienten vor allem dazu, die Diskrepanz zwischen den Ergebnissen der Allgöwerschen Schule und unseren klinischen Beobachtungen zu klären. Um ähnliche Versuchsbedingungen zu schaffen, haben wir ungeachtet der eingangs erwähnten Problematik der Volumenbestimmung mit RISA doch diesen Indicator zur Volumenbestimmung benutzt.

Wir haben uns mit folgenden Fragen befaßt:
1. Welche Meßfehlerbreite hat das Volemetron?
2. Wie verhält es sich mit dem Reinheitsgrad der verwendeten RISA-Chargen?
3. Welche Volumenverluste sind mit dem Gerät noch mit hinrei-

[1] Reg. Wz. der Behringwerke AG., Marburg/Lahn.

chender Genauigkeit erfaßbar, d. h. wo liegt die Leistungsgrenze des Volemetron?
4. Ist die Streubreite der Meßwerte z. T. abhängig von der Größe des Blutverlustes, d. h. ist bei größeren Blutentnahmen eine Einengung des Streubereiches zu erwarten?
5. Kann entsprechend früher von uns geäußerten Vermutungen bei großem Blutverlust eine direkte Abhängigkeit des volumenexpandierenden Effektes von der Größe des vorangegangenen Blutverlustes erwartet werden?
6. Welche Beziehungen bestehen zwischen Ausmaß und Dauer der Volumenexpansion und dem Verhalten des Hydroxyprolin-Spiegels bei dem Gelatine-Präparat Haemaccel?

Methode und Ergebnisse.

1. *Meßfehlerbreite des Volemetron*

Die Meßgenauigkeit des Volemetron haben wir in vitro durch aufeinanderfolgende Messungen eines bekannten Flüssigkeitsvolumens geprüft, das in einem Plastikeimer abgefüllt worden war. Drei verschiedene Flüssigkeitsmedien wurden gemessen: Wasser, Haemaccel und veraltete Blutkonserven.

Bei einer Aktivität der verwendeten RISA-Charge von 1,3 Microcurie betrug die Meßfehlerbreite bei 15 Untersuchungen $\pm 3,7\%$.

2. *Reinheitsgrad des RISA*

In einer Versuchsreihe wurden je 2 Proben RISA bei Temperaturen von 2—6°C bzw. 18—20°C 8 Tage aufbewahrt. Die Proben hatten bei Versuchsbeginn eine Aktivität von 2,9 Microcurie. Die Differenzierung von freier und Albumin-gebundener Aktivität erfolgte durch Papierelektrophorese nach der Methode von GRASSMANN u. HANNING.

Wie zu erwarten, ergab sich, daß freie Aktivität nach Aufbewahrung in der Wärme in höherem Maße abgespalten wurde als nach Aufbewahrung im Kühlschrank. Und zwar betrug die Abspaltung freier Aktivität in der Wärme 12,4% der Gesamtaktivität, während bei der kalt gelagerten RISA-Charge eine nur 1,8%ige Abspaltung gefunden wurde.

3. *Leistungsgrenze des Volemetron*

Die Leistungsgrenze des Volemetron wurde zunächst an fünf gesunden Blutspendern geprüft. Zuerst wurde das Ausgangsvolumen des Probanden bestimmt und nach einer Blutentnahme von 400 ml eine 2. und 2½ Std später eine 3. Bestimmung vorgenommen. Wenn wir das zu erwartende Blutvolumendefizit von 400 ml als 100% ansetzen, so betrug die gemessene Volumenabnahme nach der Blutentnahme im Mittel 240 ml oder 60% und nach 2½ Std nur noch 100 ml oder 25%.

4. *Meßgenauigkeit bei größeren Blutverlusten*

Vergleicht man die vorigen Ergebnisse mit den Meßresultaten von 10 Versuchspersonen, denen 1000 ml Blut entnommen wurde, so ist eine deutliche Einengung des Streubereiches der Einzelwerte zu beobachten (Abb. 1).

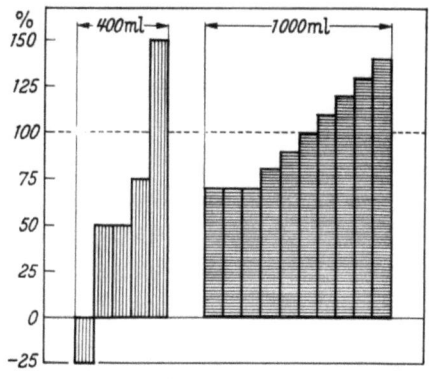

Abb. 1. Volumenbestimmungen mit dem Volemetron bei Blutverlust von 400 und 1000 ml

5. *Volumenauffülleffekt von Macrodex®[1] und Haemaccel nach Entnahme von 1000 ml Blut*

Zwei Kollektive von je fünf kreislaufgesunden Probanden erhielten unter gleichen Bedingungen — nach einer langsamen Blutentnahme von 1000 ml — anschließend innerhalb von 30 min 1000 ml Macrodex bzw. 1000 ml Haemaccel infundiert.

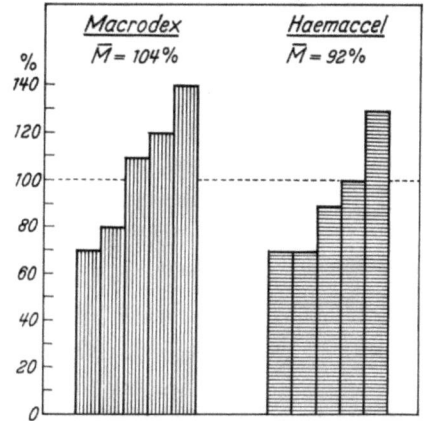

Abb. 2. Volumenauffülleffekt nach 30 min von 1000 ml Macrodex und 1000 ml Haemaccel

Die Bestimmung des Blutvolumens erfolgte:
1. Unmittelbar nach der Abnahme von 1000 ml Blut.
2. 30 min nach Zufuhr von 1000 ml Plasmaexpander, und
3. 150 min nach der Expander-Infusion.

---

[1] Reg. Wz. der Knoll AG., Ludwigshafen.

Wie aus Abb. 2 zu ersehen ist, zeigen beide Expander eine entsprechende Blutvolumenzunahme. Auf der Ordinate ist die verabreichte Expandermenge als 100% aufgetragen. Die unmittelbare Volumenexpansion betrug für Macrodex im Mittel 104% und für Haemaccel im Mittel 92% gegenüber dem Ausgangsvolumen. Abb. 3 zeigt die Situation 2 Std später. Hier betragen die Prozentzahlen 90 für Macrodex und 84 für Haemaccel.

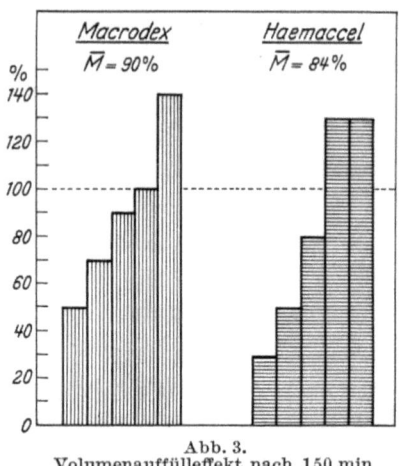

Abb. 3.
Volumenauffülleffekt nach 150 min

6. Verhalten des Hydroxyprolin-Spiegels

Bei fünf Probanden, die Haemaccel erhalten hatten, wurde gleichzeitig mit der Blutvolumenbestimmung auch der Gehalt des Serum an Hydroxyprolin nach der Methode von ROGERS u. STEGEMANN bestimmt. Aus Abb. 4 ist unmittelbar keine eindeutige Beziehung zwischen dem Verhalten des Hydroxyprolin-Spiegels im Plasma und der Dauer des Expandereffektes abzulesen. Es hat jedenfalls den Anschein, daß in den ersten Stunden nach der Infusion mehr Haemaccel eliminiert wird, als man nach seinem Expandereffekt vermuten würde.

Schlußfolgerungen

Die Meßfehlerbreite des Volemetron ist bei Blutverlusten unterschiedlich. Es darf angenommen werden, daß Blutverluste von weniger als 500 ml nicht mehr mit hinreichender Genauigkeit registriert werden, eine Tatsache, die für wissenschaftliche Fragestellungen von Bedeutung ist. Volumenverluste von ca. 1000 ml werden dagegen von dem Gerät mit genügender Exaktheit registriert. Dauer und Umfang des volumenauffüllenden Effektes der beiden von uns geprüften Plasmaexpander Macrodex und Haemaccel zeigen unter den gewählten Bedingungen — die den Verhältnissen des hämorrhagischen Schocks näher kommen und damit der eigentlichen Indikation zur Plasmaexpander-Therapie entsprechen —

zwar Unterschiede auf, die jedoch statistisch nicht zu sichern sind (p größer als 0,05). Die von der Arbeitsgruppe GRUBER u. SIEGRIST angegebene kürzere Halbwertszeit von Haemaccel konnte somit von uns nicht bestätigt werden.

Unsere Ergebnisse legen es nahe, daß die abweichenden Befunde der Schweizer Arbeitsgruppe durch die relativ kleinen Blutvolumenänderungen bedingt sind, die ihren Untersuchungen zugrunde lagen und mit dem Volemetron nicht mit genügender Genauigkeit registriert werden konnten. Eine vergleichende Beurteilung von Plasmaexpandern ist aber bei einer erheblichen Streuung der Meßwerte nur mit größtem Vorbehalt möglich. Obwohl die Blutvolumenbestimmung mit dem Volemetron theoretisch klar und übersichtlich ist, ergeben sich praktisch auch für diese Methode gewisse Fehlermöglichkeiten. Wir sind deshalb dazu übergegangen, an Stelle des RISA markierte Erythrocyten zur Blutvolumenbestimmung mit dem Volemetron zu benutzen und hoffen, zu gegebener Zeit exaktere und verbindlichere Aussagen über den Volumeneffekt von Plasmaexpandern machen zu können.

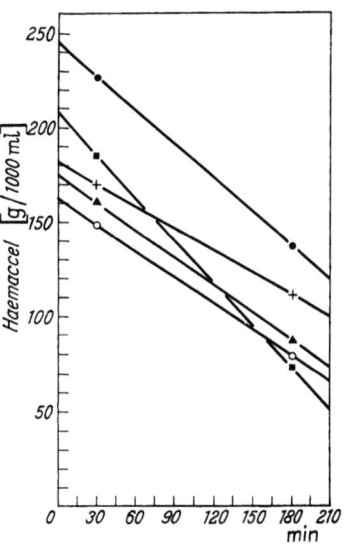

Abb. 4. Hydroxyprolin-Spiegel bei 5 Probanden nach Infusion von 1000 ml Haemaccel

Literaturverzeichnis

ALBERT, S. N.: Blood Volume, Springfield, U.S.A.: Charles C. Thomas 1963.
ALLGÖWER, M., u. E. STUDER: Langenbecks Arch. klin. Chir. 301, 122 (1962).
FINE, J., and A. M. SELIGMAN: J. clin. Invest. 22, 285 (1943).
GRASSMANN, W., u. K. HANNIG: Z. physiol. Chem. 290, 1 (1952).
GRIES, F. A., u. C. WINKLER: Strahlentherapie 111, 56 (1960).
GRUBER, U. F., u. J. SIEGRIST: Langenbecks Arch. klin. Chir. 301, 128 (1962).
HAVERS, L., I. v. BORGSTEDE u. H. BREUER: Dtsch. med. Wschr. 87, 730 (1962).
ROGERS, C. J., J. R. KIMMEL, M. E. HUTCHIN and H. A. HARPER: J. biol. Chem. 206, 533 (1954).
STEGEMANN, H.: Hoppe-Seylers Z. physiol. Chem. 311, 41 (1958).
WASSERMAN, K., and H. S. MAYERSON: Amer. J. Physiol. 165, 15 (1951).
WILLIAMS, J. A., and J. FINE: New Engl. J. Med. 264, 842 (1961).

Das Verhalten verschiedener Labortests zur Beurteilung der Verträglichkeit eines Plasmaexpanders

Von J. BARK †

Aus der Anaesthesieabteilung (Leiter: Prof. Dr. J. BARK †) der Chirurgischen Universitätsklinik Tübingen (Direktor: Prof. Dr. W. DICK)

Unter den Forderungen, die an ein ideales Plasma-Ersatzmittel gestellt werden, finden sich mindestens zwei, die nicht einmal bei der Gabe von Blut oder Plasma erfüllt werden, das ist
a) das Fehlen von antigenen oder pyrogenen Nebenreaktionen und
b) daß der Hämostasemechanismus unbeeinflußt bleibt.

Die Angaben über die Häufigkeit von Unverträglichkeit und allergischen Reaktionen, z. B. bei Bluttransfusionen oder Plasmainfusionen schwanken zwischen 1, 3 und oft mehr Prozent. Wir alle wissen, daß auch bei sorgfältigster Kreuzprobe und Blutgruppenbestimmung Reaktionen in Form milder urticarieller Reaktionen bis zu schweren anaphylaktischen Erscheinungen auftreten können. Die Fehler durch falsche Blutgruppen oder Übertragung von Infekten, z. B. der Hepatitis sind in der Angabe von 1—3% nicht berücksichtigt. Die meisten Reaktionen sind urticarieller Natur und erscheinen oft kurz nach der Infusion. Es ist bis jetzt kein Plasmaexpander bekannt, der solche oder ähnliche Reaktionen nicht zeigt. Über die Häufigkeit werden in der Literatur durchaus unterschiedliche Angaben gemacht. So haben über Reaktionen nach Infusion von Gummi arabicum GOUDSMIT u. Mitarb., MAYTUM u. Mitarb. sowie SMALLEY und BINGER berichtet. Die Reaktionsskala geht bei Infusion dieses Mittels von leichten urticariellen Reaktionen bis zum schweren anaphylaktischen Schock. Die Angaben über Reaktionen nach Dextraninfusionen gehen weit auseinander. EUFINGER hat eben drüber berichtet.

THORSEN berichtet von einer Reaktionshäufigkeit von nur 0,8% gegenüber einer Reaktionshäufigkeit bei Bluttransfusion von 8,2%. GROPPER u. Mitarb., von denen auch das letztgenannte Zitat stammt, nennen eine Reaktionshäufigkeit von annähernd 40% nach Dextran. Nach Anwendung von Polyvinylpyrrolidon (PVP) wird von WEESE über fast 1 Million Infusionen ohne Reaktionen berichtet. Nach Mitteilung von EIRICH (zit. n. GROPPER) werden schockähnliche Reaktionen bei Kindern unter 2 Jahren erwähnt, ebenso von HECHT u. Mitarb. im Tierversuch (Hunde). Bei den früher verwendeten Gelatine-Plasmaexpandern gab es ebenfalls antigene Reaktionen. HEGGINS u. Mitarb. fanden allergische Reaktionen wie Ödem, Urticaria, Pruritis bei 5 von 42 freiwilligen Versuchspersonen nach Infusion von Oxypolygelatine. Gegenüber den genannten Gelatinekörpern mit antigener Wirkung soll das hier besprochene Haemaccel keine solchen antigenen Wirkungen entfalten und nur noch die Eigenschaften eines Haptens besitzen (SCHWICK u. FREUND). SCHWICK u. FREUND bestätigten den Nachweis von Antikörpern gegen native Gelatine im Serum gesunder Personen und in wesentlich geringerem Umfange allerdings auch mit Haemaccel (Gelatine-Antikörpernachweis nach MAURER). Sie erklären den Haptencharakter durch die Tatsache, daß Haemaccel noch vorhandene Antikörper wohl abbinden kann, aber nicht zu einer Neubildung von Antikörpern führt, wie es bei Antigenen der Fall ist. Die gleichen Autoren berichten auch von einer urticariellen Reaktion bei einem Patienten mit primär chronischer Polyarthritis. Eine Überempfindlichkeitsreaktion unter 33 i.v.-Infusionen teilten kürzlich FISCHER und BERNING mit, auch EBERLEIN und DOBBERSTEIN sahen ein urticarielles Exanthem bei zwei freiwilligen Versuchspersonen nach Haemaccelinfusionen. Bei all den genannten Fällen waren die Intracutantest-Untersuchungen negativ.

In unserer Untersuchungsgruppe war eine 21jährige Studentin (bekannte Allergikerin), die nach Blutspende und Infusion von 800 cm^3 Haemaccel 1 Std nach Einlaufen der Infusion leichte, aber zunehmende urticarielle Reaktionen zeigte. Zu einem wenig juckenden leichten Exanthem kamen Schwellungen der Augenlider und flache ödematöse Quaddeln am Hals. Bei dieser Studentin war, ebenso wie bei den in der Literatur genannten Fällen, der intracutane Hauttest auf Haemaccel negativ. Auch die Immunelektrophorese, 3 Wochen später durchgeführt, ergab keinen Anhalt für Antikörperbildung. Nach den Untersuchungen von SCHWICK und FREUND war auch mit dem Hämagglutinationstest im Kaninchenversuch für Antikörperbildung gegen Haemaccel kein Nachweis zu erbringen.

Elektrophorese

Haemaccel ist ein Eiweißkörper und es lag nahe zu untersuchen, ob Veränderungen im Serumeiweißbild nach Infusion von Haemaccel auftreten. MOELLER und SYKUDES sowie HAVERS u. Mitarb. haben 24 Std bzw. 12 und 24 Std nach Haemaccel keine wesentlichen Veränderungen im Serumeiweißbild gefunden. Wir haben nun zusammen mit BUCHTHAL bei 31 gesunden, freiwilligen jüngeren Versuchspersonen, von denen 21 Haemaccel erhielten, festzustellen versucht, ob es

1. in kürzeren Zeitabständen nach Haemaccelinfusionen zu Veränderungen im Serumeiweißbild kommt oder nicht,
2. unter Einfluß von Haemaccel zu Änderungen der Blutungs- und Gerinnungsverhältnisse kommt.

Bei 21 Blutspendern wurden 400 cm^3 Blut in durchschnittlich 8 min abgenommen und anschließend 800 cm^3 Haemaccel infundiert. Bei 10 Personen wurden lediglich 400 cm^3 Blut abgenommen ohne nachfolgende Haemaccelinfusion. Blutproben wurden bei allen Spendern vor der Blutspende sowie 3, 6, 12 und 24 Std nach Blutspende bzw. Haemaccelinfusion abgenommen. Es wurden jeweils Gesamteiweiß und Harnstoff bestimmt und die papierelektrophoretische Analyse des Serumeiweißspektrums durchgeführt. Die Serumeiweiße sind meist rundliche Molekülformen, Sphäroproteine, wobei im basischen Milieu die meisten Proteine sich wie negativ geladene Ionen verhalten und mit unterschiedlicher Geschwindigkeit zur Anode wandern. Die Wanderung läßt sich im Bild der Papierelektrophorese durch unterschiedliche Farbkonzentration der angefärbten einzelnen Eiweißfraktionen darstellen. Die Ergebnisse wurden statistisch nach dem Student-(t)-test ausgewertet, wobei für die Sicherung einer Differenz ein t-Wert von mindestens 0,05 gefordert wurde.

In einer schematischen Darstellung der Elektrophorese sind die Mittelwerte der einzelnen Eiweißfraktionen eingezeichnet (Abb. 1). In der Albumin- und α_1-Globulinfraktion läßt sich ein Unterschied zwischen haemaccelinfundierten und der Kontrollgruppe ohne Haemaccel statistisch nicht sichern. Dagegen zeigt das α_2-Globulin nach 24 Std sowie das β-Globulin 6 Std nach Infusion von Haemaccel eine deutliche Zunahme, die mit 8,93 bzw. 0,41% der Differenz statistisch gesichert ist (Abb. 2). Das γ-Globulin liegt 3 Std nach

Haemaccel etwas tiefer als bei der Kontrollgruppe. Für die α_2-Globuline schränkt allerdings eine mit 2,59% gesicherte Differenz

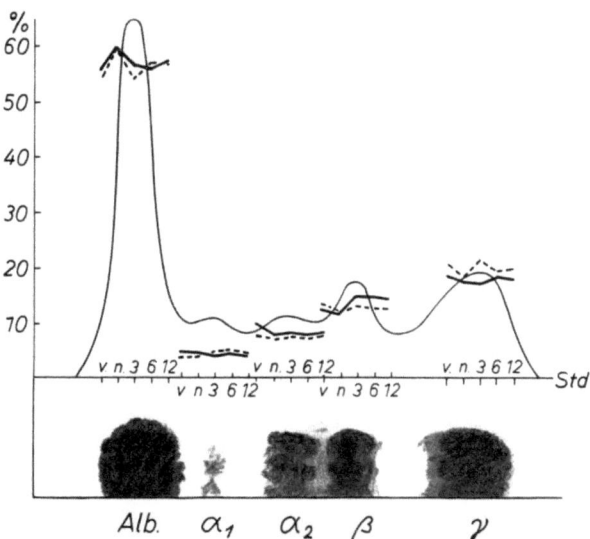

Abb. 1. Schematische Darstellung der Elektrophorese bei der Hämaccelgruppe (ausgezogene Linie) und Kontrollgruppe (unterbrochene Linie). Angabe der Mittelwerte von 21 bzw. 10 untersuchten Versuchspersonen

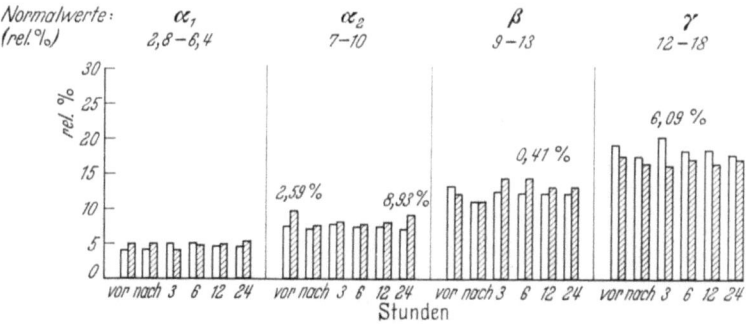

Abb. 2. Verhalten der Serumglobulinfraktionen in der Hämaccel- ▨ und Kontrollgruppe ☐. Die über den Säulen stehenden Prozentzahlen geben den Wert für $\Delta \bar{x}$ in Prozent der Kontrollgruppe an

vor Infusion bzw. Blutabnahme die Aussagefähigkeit der gefundenen Erhöhung ein.

In mehreren Versuchen haben wir Serum und Haemaccel sowie Haemaccel und Kochsalz im Verhältnis 1 : 1 gemischt und fanden

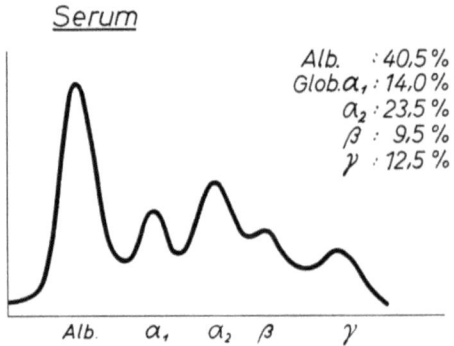

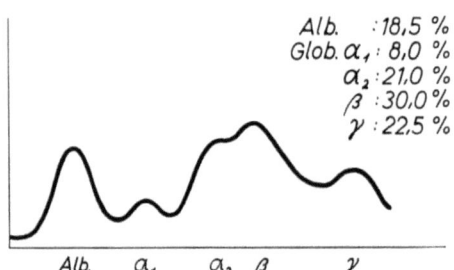

Abb. 3. Gegenüberstellung einer Normalserum-Elektrophorese und der eines Serum-Hämaccel-Gemisches (s. Text)

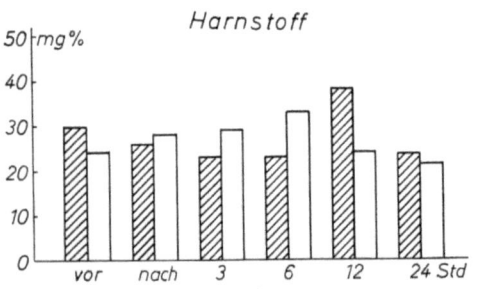

Abb. 4. Verhalten des Harnstoffspiegels in der Hämaccel- ▨ und Kontrollgruppe ☐. Statistisch gesicherte Zunahme des Harnstoffgehaltes 12 Std nach Hämaccel-Infusion

hierbei eine Wanderung vor allem im β-Globulinbereich (Abb. 3). Die Haemaccelkörper dürften sich demnach mit den üblichen Methoden in der Papierelektrophorese anfärben. Es erstaunt einigermaßen, daß eine Zunahme von β-Globulin auch nach der erheblichen Verdünnung im Gesamtkreislauf, wie eben erwähnt, statistisch gesichert zum Ausdruck kommt. Das Gesamteiweiß ist nach Haemaccelinfusion im 3-, 6-, 12- und 24 Std-Wert verringert, am deutlichsten im 3-Std-Wert mit einer statistisch gesicherten Differenz von 14,9%. Es liegen sämtliche Werte allerdings im normalen Schwankungsbereich. Diese Abnahme des Gesamteiweiß läßt sich wenigstens zum Teil durch den Verdünnungseffekt und die wahrscheinliche Hemmung der Proteinmobilisierung klären.

Beim Harnstoff finden wir bei den Ausgangswerten einen etwas höheren Blutspiegel in der Haemaccelgruppe gegenüber der Kontrollgruppe (Abb. 4). Der Harnstoffspiegel zeigt eine statistisch gesicherte

Zunahme 12 Std nach Haemaccelinfusion. Wir müssen bei diesem einen Wert offenlassen, ob die Harnstofferhöhung durch bereits erfolgten Abbau des Haemaccels bedingt ist. Die Frage nach der Ursache der Harnstofferhöhung in der Kontrollgruppe (ohne Haemaccel) möchte ich zur Diskussion stellen.

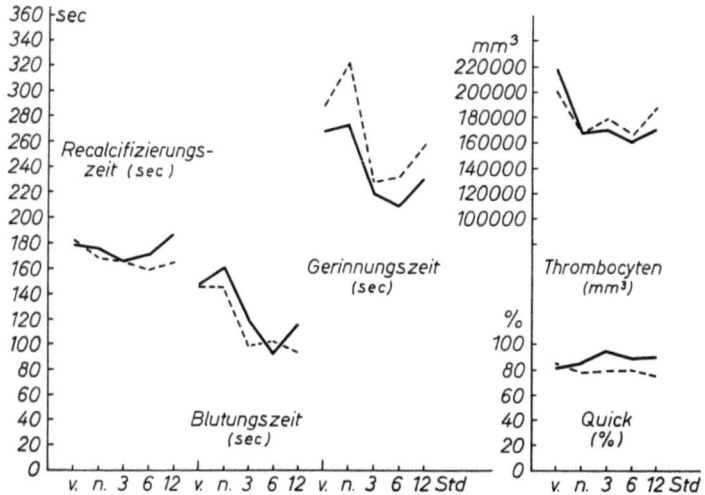

Abb. 5. Verhalten der Durchschnittswerte der Recalcifizierungszeit, Blutungszeit, Gerinnungszeit, der Thrombocyten und des Quickwertes in der Hämaccel- (ausgezogene Linie) und Kontrollgruppe (unterbrochene Linie)

Bei den gleichen Versuchspersonen wurden neben den Eiweißuntersuchungen vor sowie 3, 6, 12 und 24 Std nach Haemaccelinfusion die Recalcifizierungszeit, Blutungs- und Gerinnungszeit sowie die Zahl der Erythrocyten, Thrombocyten und die Prothrombinzeit bestimmt. Bei diesen Untersuchungen über die Gerinnungsaktivität ließen sich keine statistisch zu sichernden Unterschiede zwischen haemaccelinfundierten Personen und der Kontrollgruppe ohne Haemaccel feststellen. Aus dem Serumeiweißbild ist ein Einfluß auf die Hämostase auch nicht zu erwarten, da bekanntlich nur sehr starke pathologische Verschiebungen der Eiweißfraktionen und das Auftreten abnormer Eiweißkörper die Umwandlung von Fibrinogen in Fibrin in der zweiten Gerinnungsphase oder die Thrombinbildung in der Vorgerinnungsphase verändern.

Untersuchungen von LASCH u. Mitarb. haben gezeigt, daß im „hypozirkulatorischen Kreislaufzustand", also im Volumenmangel, eine Gerinnungszeitverkürzung eintritt, die auch in einer kürzeren Recalcifizierungszeit zum Ausdruck kommt, während bei der schnelleren Umlaufgeschwindigkeit („Hyperzirkulation") des Blutes nach Infusionen eine Abnahme der Gerinnungsfaktoren, also eine Verlängerung der Blutungs- und Gerinnungszeit zu beobachten ist. Bei unseren Versuchspersonen, die nach Blutabnahme kein Haemaccel erhielten, war eine Zunahme der Gerinnungsaktivität zu beobachten, ebenso wie bei den haemaccelinfundierten und im Laschschen Sinne also hypervolämischen bzw. hyperzirkulatorischen Verhältnissen (Abb. 5). Man kann also dem Haemaccel einen gewissen hämostyptischen Effekt zusprechen. Einen solchen Blutstillungseffekt, wenn auch nicht immer ausgeprägt, hatten wir eindrucksmäßig bei Haemaccelinfusionen nach schweren Blutungen. Für früher (1949) angewendete Gelatinepräparate konnte KOOP keinen Einfluß auf den Coagulationsmechanismus finden, auch HAVERS u. Mitarb. fanden 24 Std nach der Infusion keine Änderungen der Prothrombin- und Antithrombinzeiten.

Zusammenfassung

1. 21 freiwillige Versuchspersonen wurden vor und nach Blutentnahme von 400 cm^3 Blut sowie 3, 6, 12 und 24 Std nach Infusion von 800 cm^3 Haemaccel untersucht, um Veränderungen im Serumeiweißspektrum sowie Änderungen der Blutgerinnungsaktivität festzustellen. Die Ergebnisse wurden verglichen mit einer Kontrollgruppe von 10 Personen, die kein Haemaccel erhielten.

2. Nach Haemaccelinfusionen werden vereinzelt geringe urticarielle Reaktionen beobachtet, die verhältnismäßig rasch wieder abklingen. Der Intracutantest war bei den bisher berichteten Fällen negativ.

3. Im Eiweißspektrum fanden wir bei Abnahme des Gesamteiweiß im Gegensatz zu anderen Untersuchern nach Haemaccelinfusion eine geringfügige Zunahme der Eiweißmoleküle im α_2- und β-Globulinbereich (statistisch gesichert im 6- bzw. 24-Std-Wert).

4. Die Bestimmung der Recalcifizierungs-, Blutungs- und Gerinnungszeit sowie der Thrombocytenzahl und des Prothrombintests ergab keine statistisch zu sichernden Unterschiede zwischen haemaccelinfundierten Patienten und der Kontrollgruppe. Für beide Gruppen, d. h. sowohl nach Blutentnahme bzw. -verlust

allein sowie nach Haemaccelinfusion, wird eine erhöhte Gerinnungsaktivität angenommen.

5. Auf Grund unserer experimentellen und klinischen Erfahrungen und besonders im Hinblick auf die Untersuchungen von SCHNEIDER über die Verbesserung der Gewebsdurchblutung (Mikrozirkulation) im Schock durch niedermolekulare Plasmaexpander hat sich unsere früher außerordentlich kritische Einstellung zur Anwendung von Plasmaexpandern grundlegend gewandelt.

Literatur

BUCHTHAL, A.: wird als Dissertation in Tübingen vorgelegt.
EBERLEIN, H. J., u. H. DOBBERSTEIN: Arzneimittel-Forsch. **12**, 494 (1962).
EIRICH, F. R.: zit. n. A. L. GROPPER.
FISCHER, R., u. H. BERNING: Med. Klin. **34**, 1443 (1962).
GOUDSMIT jr., A., M. W. BINGER and M. H. POWER: zit. n. A. L. GROPPER.
GROPPER, A. L., L. G. RAISZ and W. H. AMSPACHER: Surg. Gynec. Obstet. **95**, 521 (1952).
HAVERS, L., I. V. BORGSTEDE u. H. BREUER: Dtsch. med. Wschr. **87**, 730 (1962).
HECHT, G., u. H. WEESE: Münch. med. Wschr. **90**, 11 (1943).
HIGGINS, A. R., H. A. HARPER, J. R. KIMMEL, T. W. BURNS, R. E. JONES jr., T. W. D. SMITH and C. L. KLEIN: J. appl. Physiol. **4**, 776 (1946).
KOOP, C. E., H. L. RADCLIFFE and A. J. MICHIE: Arch. Surg. **59**, 185 (1949).
LASCH, H. G., K. MECHELKE, E. NUSSER u. H. H. SESSNER: Z. ges. exp. Med. **129**, 484 (1958).
MAURER, P. H.: zit. bei G. SCHWICK u. U. FREUND.
MAYTUM, C. K., u. T. B. MAGATH: zit. n. A. L. GROPPER.
MOELLER, I., u. A. SYKUDES: Dtsch. med. Wschr. **87**, 726 (1962).
SCHNEIDER, M.: Vortrag auf der 10. Wissenschaftl. Tagung der Deutschen Gesellschaft für Bluttransfusion 23.—26. 5. 1962.
SCHWICK, G., u. U. FREUND: Dtsch. med. Wschr. **87**, 737 (1962).
SMALLEY, R. E., u. M. W. BINGER: zit. n. A. L. GROPPER.
THORSEN, G.: zit. n. A. L. GROPPER.
WEESE, H.: Dtsch. med. Wschr. **76**, 757 (1951).

Ergebnisse der Blutvolumenbestimmungen mit dem Volemetron

Von Dr. F. W. Ahnefeld

Aus dem Institut für Anaesthesiologie Mainz (Prof. Dr. R. Frey) und der Anaesthesieabteilung (Leiter: Oberstabsarzt Dr. F. W. Ahnefeld) des Bundeswehrlazarettes Koblenz

Es ist meine Aufgabe, das zu diskutieren, was wir im Laufe des heutigen Vormittags von den Herrn Referenten hörten und zum anderen über eigene Untersuchungsergebnisse zu berichten. Ich muß mich dabei auf einige wenige Punkte beschränken.

Zunächst bin ich sehr froh, daß wir in der Definition des Begriffes Schock heute wesentlich mehr übereinstimmen als das noch vor 2 Jahren der Fall war. Ich glaube, wir sollten nach dem Vortrag von Herrn Prof. Schneider die letzten evtl. noch bestehenden Bedenken aufgeben und Schock als Oberbegriff für alle hypotonen Kreislaufdysregulationen einsetzen, die wir in der Klinik zu behandeln haben.

Herr Dr. Gelin vermittelte uns in überzeugender Weise, daß wir uns von alten Vorstellungen freimachen müssen. Die herabgesetzte Durchblutung, bzw. unsere Aufgabe sie zu normalisieren, ist das wesentlichste Kriterium des Schocks. Wir dürfen uns also in Zukunft nicht mehr mit einer Normalisierung des Blutdrucks zufrieden geben oder, wie unser Herr Vorsitzender es am treffendsten ausdrückte, eine Blutdruckkosmetik betreiben, sondern die Durchblutung bzw. das Stromzeitvolumen normalisieren. Das gelingt nur, wenn wir neben dem Blutdruck die periphere Zirkulation, d. h. den Füllungszustand der Venen, die Zirkulation im Nagelbett, die Hauttemperatur und die Urinausscheidung für unsere Diagnostik verwenden.

Vor einigen Jahren begrüßten wir die Kennzeichnung der für eine Volumenauffüllung geeigneten Infusionslösung als Plasmaexpander. Leider ist diese Kennzeichnung inzwischen zu einem Schlagwort geworden und wird auch für Lösungen angewandt, die die erforderlichen Voraussetzungen nicht erfüllen. Die Industrie hat in den zurückliegenden Jahren vielfach wegen der Gefahr einer Speicherung die Molekulargewichte deutlich reduziert und damit auch die Verweildauer der Infusionslösungen vermindert, ohne daß darüber viel gesprochen wurde.

Aus diesem Grunde ist es kaum möglich, z. B. verschiedene Dextranzubereitungen zu vergleichen ohne gleichzeitig die Charge, d. h. das Molekulargewicht anzugeben, das gerade die Lösung hatte, mit der die entsprechenden Untersuchungen durchgeführt wurden. Viele Diskrepanzen in den Untersuchungsergebnissen erklären sich allein aus dieser Tatsache. Beim Vergleich der verschiedenen Plasmaexpander ist auch das Molekulargewicht allein nicht ausreichend. Die Größe und Struktur der Moleküle können von entscheidender Bedeutung sein. So haben Gelatinemoleküle eine ganz andere Form und Größe als die des Dextrans. Es wäre unsinnig, allein aus den Molekulargewichten Rückschlüsse zu ziehen. Vergleichende Untersuchungen von Plasmaexpandern auf klinischer Basis sind kaum möglich, da ein jeder Patient andere Ausgangswerte zeigt. Die Höhe des Blutverlustes, das Ausmaß der Zentralisation, die Dauer des Schocks usw. sind nur einige dieser Faktoren, die die Ergebnisse entscheidend beeinflussen müssen. Aus der Halbwertzeit der Ausscheidung Rückschlüsse auf die Wirkung eines Plasmaexpanders zu ziehen, wie HAVERS u. Mitarb. es taten, ist meines Erachtens nicht möglich. Wir erfahren dadurch lediglich, wie lange es dauert, bis die Hälfte der wirksamen Substanz ausgeschieden ist, können aber nicht daraus schließen, ob die andere Hälfte zu dieser Zeit noch im Kreislauf wirksam bleibt.

Die Kritik, die HAVERS am Volemetron übte, ist unseres Erachtens auf Grund eigener seit 1½ Jahren durchgeführter Untersuchungen nicht stichhaltig. Unsere Ergebnisse stimmen mit denen von ALLGÖWER und GRUBER genau überein. Fehlbestimmungen hätten sich durch eine große Streubreite der Ergebnisse andeuten müssen, dafür ergaben sich bei einer großen Anzahl (ca. 300) keine Anhaltspunkte. Unsere Versuchsbedingungen unterscheiden sich von denen die HAVERS angab lediglich dadurch, daß wir nur 500 ml Blut bei Versuchspersonen entnahmen, während HAVERS von einer Entnahme von 1000 ml ausging. Ob wir verläßlichere Werte bekommen, wenn wir eine größere Blutentnahme durchführen, ist, bisher zumindest, durch nichts bewiesen. Bei einer größeren Entnahme können zahlreiche körpereigene Regulationen auftreten, die ohne weiteres imstande wären, die Ergebnisse zu beeinflussen.

Die von HAVERS vorgetragenen Untersuchungen ließen erkennen, daß die Expanderwirkung von Haemaccel praktisch der von

Macrodex gleich ist. Das konnten wir in keinem Falle bestätigen. Wir erreichten bei einer Entnahme von 500 ml Blut und einer Infusion von 500 ml Haemaccel nie den Ausgangswert des Volumens wieder, sahen also nie eine echte expandierende Wirkung. Wir fühlen uns in diesen Ergebnissen von FROESCHLIN bestätigt, der Volumenbestimmungen mit Hilfe einer Farbstoffmethode bei Anwendung von Haemaccel durchführte. Unmittelbar nach der Infusion von 1000 ml Haemaccel berichtet er in der Originalarbeit eine unmittelbar nach der Infusion gemessene Volumenzunahme von 505 ml; nach 6 Std betrug die gemessene Zunahme 630 ml. Das bedeutet, nur 50% des infundierten Haemaccels werden im zirkulierenden Volumen nachweisbar. Auch diese Angaben stimmen genau mit den von ALLGÖWER und uns am Volemetron ermittelten Werten überein. Diese Tatsache spricht unseres Erachtens sowohl für das Volemetron wie die Richtigkeit unserer Ergebnisse. Wenn die Arbeitsgruppe HAVERS schon andere Volumenwerte ermittelte, so möchten wir die Frage stellen, ob Ihnen nicht wie uns aufgefallen ist, daß die Urinausscheidung nach Verwendung von Haemaccel beträchtlich höher liegt als nach der Dextrangabe. Hierin müßten die von uns verwendeten Versuchspersonen doch zumindest übereinstimmen. Wie soll man sich diesen Vorgang erklären, wenn Haemaccel tatsächlich die gleiche expandierende Wirkung wie Dextran hätte? Irgendwoher muß die im Urin ausgeschiedene Flüssigkeitsmenge doch stammen.

Ich möchte zusammenfassend feststellen, daß wir in Übereinstimmung mit ALLGÖWER bisher keine echte expandierende Wirkung des Haemaccel gefunden haben. Der Kliniker muß diese Eigenschaften kennen, da davon die Größe der Volumensubstitution abhängig ist.

Es ist meine Überzeugung, daß wir in Zukunft eine neue Indikationsliste für die Lösungen aufstellen müssen, die wir heute unter dem Begriff Plasmaexpander zusammenfassen. Die Indikation für Rheomacrodex und Macrodex wurden heute schon von den Referenten des Vormittags weitgehend festgelegt. Haemaccel wird man erst einreihen können, wenn weitere Untersuchungen vorliegen und das Anwendungsgebiet klarer umgrenzt ist.

Abschließend möchte ich noch die Forderung für die heute notwendige Schocktherapie zusammenfassen.

Diese Therapie muß bestehen aus:

1. dem Volumenersatz,
2. der Beseitigung der Mikrozirkulationsstörungen,
3. der Beseitigung der Zentralisation und
4. der Beseitigung der Acidose.

Volumenersatz alleine und die Verwendung der bisher gebräuchlichen Mittel sind für eine Schockbekämpfung, die die heute aufgestellten Forderungen erfüllen soll, sicher nicht mehr ausreichend.

Allgemeinreaktionen des Organismus und Organveränderungen durch die Plasmaexpander Periston, Macrodex, Haemaccel, Physiogel und Plasmagel

Von Prof. Dr. med. W. EGER

Aus dem Pathologischen Institut der Universität Göttingen
(Direktor: Prof. Dr. med. J. LINZBACH)

Die Untersuchungen gehen von Beobachtungen *am Sektionstisch und von einer experimentellen Erfahrung* aus.

Als vor Jahren in unseren Kliniken für schwierige chirurgische Eingriffe der sog. Winterschlaf mit Unterkühlung der Patienten und entsprechender Medikation eingeführt wurde, traten wiederholt Todesfälle auf, bei denen der Sektionsbefund zunächst keine äquivalenten Organveränderungen bot. Erst die sorgfältige histologische Untersuchung insbesondere der Niere deckte eine herdförmige hydropische Schwellung der Epithelien der Harnkanälchen auf, die sich gruppenförmig anordnete. Mitunter waren diese Veränderungen auch schon makroskopisch durch eine blaßrote Fleckung der geschwollenen Niere zu erkennen.

Wir vermuteten Folgen der Unterkühlung. Als aber nach Fortfall dieser Maßnahme die eigentümlichen Nierenschäden weiterhin auftraten, wurden die Veränderungen auf regelmäßig durchgeführte Infusionen mit Periston oder Periston-N zurückgeführt. Nach Absetzen dieser Medikation blieben die ungeklärten Todesfälle aus, die Nierenveränderungen wurden nicht mehr gesehen. Wir haben über diese Beobachtungen nicht berichtet, zumal sie aus älteren Untersuchungen im Experiment und beim Menschen bekannt waren (BRASS; FREESEN u. WEESE; JECKELN; SCHOEN) und zu gleicher Zeit experimentelle Arbeiten von WRAGE über die Peristonniere und von BARNER u. Mitarb. über Periston und experimentelle Nephritis erneut darauf aufmerksam machten. Die hydropische Schwellung der Nierenepithelien, der Leberzellen und der Zellen des reticuloendothelialen Systems wurden von den Autoren vornehmlich als Ausdruck der Speicherung des Periston angesehen. Nur gelegentlich sprach man von hydropischer Schwellung oder Nephrohydrose (FREESEN u. WEESE) und wollte damit anscheinend die Wasseraufnahme der Zellen unter dem Einfluß von Periston kennzeichnen.

Unsere experimentelle Beobachtung geht auf die Untersuchungen von PILLEMER zurück, der gezeigt hat, daß durch direkte Injektion von Zymosan und Dextran in die Blutbahn eines Tieres sich der Properdinspiegel und damit auch die Resistenz des Organismus gegen Infektionen ändert, wie zahlreiche Nachuntersucher bestätigt haben (ROWLEY, WESTPHAL u. a.).

Die Änderung der Resistenz macht sich nicht nur gegenüber Infektionen sondern auch gegenüber Intoxikationen bemerkbar. Erhalten Ratten Zymosan oder Dextran intravenös, dann werden die Tiere im Vergleich zu einer nicht vorbehandelten Gruppe und in Abhängigkeit von der Dosierung und der Zeit nach der Applikation des Dextran gegen eine Allylalkoholintoxikation empfindlicher. Die Größe der Leberschädigung gilt als Maßstab der Giftwirkung. Mit diesem Verfahren erhält man die gleichen Resistenzkurven wie PILLEMER mit der Bestimmung des Properdinspiegels. Aus der Abb. 1 geht hervor, daß Ratten nach einer einmaligen Injektion von 1 mg/100 g KG in Zeitabständen von 8, 24 und 48 Std gegenüber der Allylalkoholschädigung resistenter werden, also eine geringere Leberschädigung im Vergleich zu einer Kontrollgruppe aufweisen. Nach der Injektion von 12,5 mg Dextran nimmt die Leberschädigung in den eben genannten Zeitabständen erheblich zu, die Tiere werden also gegenüber der Intoxikation resistenzlos. Außerdem stellten wir in diesen Versuchen fest, daß Dextran allein ohne sonstige zusätzliche Intoxikation schwere Leberveränderungen hervorzurufen vermag (EGER 1956, EGER et al. 1953).

Der Kliniker ist im allgemeinen geneigt, die großmolekularen Plasmaexpander Periston, Macrodex, Haemaccel, Physiogel und Plasmagel als indifferente Substanzen anzusehen. Er betrachtet sie nur unter dem Gesichtswinkel des Blutvolumens, zumal ihm *methodisch* nur diese Wirkung der Expander zugänglich ist. Die oben angedeuteten allgemeinen Reaktionen des Organismus und Organveränderungen bleiben dem Kliniker verborgen, da sie meist keine typischen oder eindrucksvollen Symptome auslösen oder sich

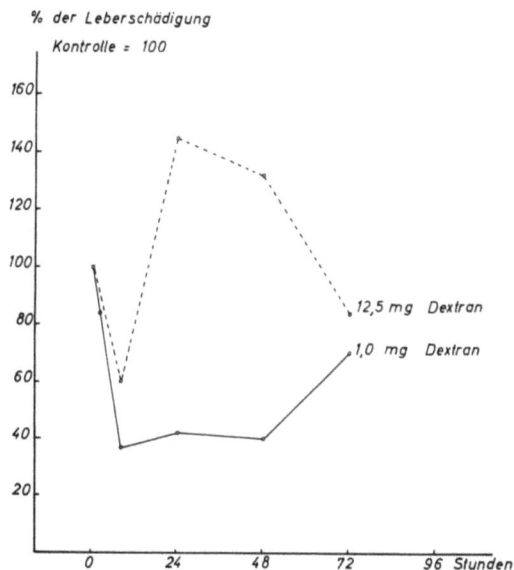

Abb. 1. Resistenzänderung des Organismus gegenüber der Allylalkoholvergiftung, bestimmt an dem Ausmaß der Leberschädigung nach einer einmaligen Injektion von Dextran. Nach 1 mg Dextran erfolgt ein Abfall der Leberschädigung als Zeichen der Resistenzsteigerung, die noch nach 72 Std zu beobachten ist. Durch eine Menge von 12,5 mg sieht man einen vorübergehenden Abfall der Leberschädigung und eine Zunahme als Zeichen der Resistenzminderung, die erst 72 Std nach der Injektion wieder auf den Ausgangswert zurückkehrt

jeder methodischen Kontrolle entziehen. Und doch könnten gelegentlich *diese Reaktionen, auch wenn sie nur passager auftreten, von erheblicher Bedeutung sein, da es wohl nicht gleichgültig ist, ob ein vorgeschädigter Organismus durch eine zusätzliche Medikation belastet wird, die eine herabgesetzte allgemeine Resistenz noch verschlechtert.* Die unerklärliche Katastrophe ist meist das einzige für den Kliniker markante und wahrnehmbare Symptom.

Da ein Plasmaexpander (Macrodex) auf Dextrangrundlage aufgebaut ist und die anderen ebenfalls großmolekulare Stoffe darstellen, war auf Grund der oben geschilderten Beobachtungen zu vermuten, daß alle Substanzen Resistenz- und Organveränderungen verursachen, wie sie einleitend angedeutet wurden. Das oben genannte Beispiel mit Dextran zeigt, daß die Reaktion des Organismus entscheidend abhängig von der Dosis ist. Bei der Vorprüfung der genannten Plasmaexpander erwiesen sich schon 1 oder 2 ml/100 g KG i. v. als wirksam. Mit 4 ml wurden die größten Ausschläge erzielt.

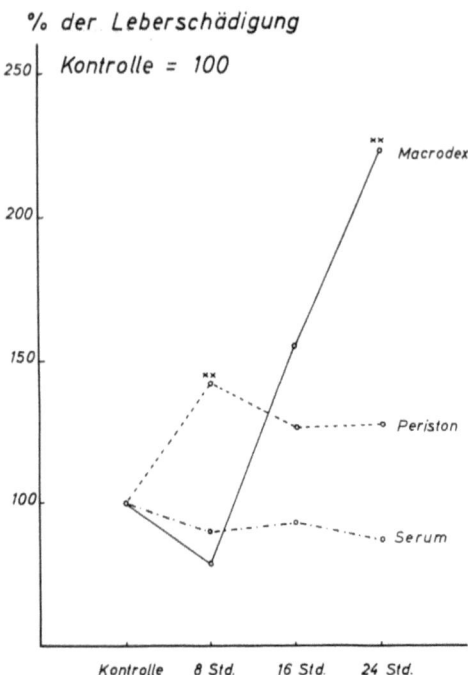

Abb. 2. Resistenzänderung des Organismus nach einer einmaligen Injektion von 4 ml/100 g KG Periston oder Macrodex. Nach Periston eine Zunahme der Leberschädigung bis auf 150% des Ausgangswertes 8 Std nach der Injektion. Nach 16 und 24 Std nur eine geringe Abnahme. Macrodex verursachte in vorübergehendes Absinken der Leberschädigung im Zeitintervall von 8 Std nach der Injektion. 16 und 24 Std danach ein kontinuierlicher Anstieg der Leberschädigung auf mehr als das Doppelte des Ausgangswertes als Ausdruck einer Resistenzabnahme des Organismus gegenüber der Zweitschädigung. Rattenserum beeinflußt nicht die Resistenz

Demnach erhielten je zehn Wistarratten 8, 16 und 24 Std vor der Allylalkoholvergiftung 4 ml des Plasmaexpanders i. v. Der Kontrollgruppe wurden 4 ml physiologische Kochsalzlösung verabreicht. Die Änderung der Resistenz wird in der Abb. 2 als Ausmaß der Leberschädigung und in Prozent zur Schädigungsgröße der Kontrollgruppe wiedergegeben. Eine weitere Versuchsgruppe erhielt Rattenserum, dessen Herstellung wir den Marburger Serumwerken verdanken.

Durch Periston wird die Leberschädigung 8 Std nach der Injektion signifikant um das 1½fache des Kontrollwertes erhöht. Nach 16 Std sinkt die Schädigung leicht ab und ist nach 24 Std noch nicht auf den Ausgangswert zurückgekehrt. Nach Macrodex steigt die Leberschädigung steil an und erreicht nach 24 Std mehr als das Doppelte des Kontrollwertes. *Die Tiere sind also gegenüber einer Zweitschädigung resistenzlos geworden.* Rattenserum hat keinen Einfluß auf die Resistenz.

Die auf Gelatinebasis beruhenden Blutersatzstoffe Haemaccel, Physiogel und Plasmagel haben eine umgekehrte Wirkung (s. Abb. 3.) Die Leberschädigung wird bei gleicher Menge und denselben Zeitabständen nach der Injektion herabgesetzt, die Resistenz der Tiere nimmt also zu. Nach Haemaccel fällt der Leberschaden auf 51 und 47% ab. Durch Plasmagel tritt die signifikante Resistenzsteigerung nach 8 Std ein und geht im Zeitabstand von 16 und 24 Std schon wieder zurück. Mit Physiogel wird das Maximum bei 16 Std erreicht. Das Ausmaß der Resistenzänderung verhält sich also im wesentlichen bei diesen drei Plasmaexpandern gleich. Lediglich nach Haemaccel findet sich eine anhaltende, bis zu 24 Std reichende Wirkung.

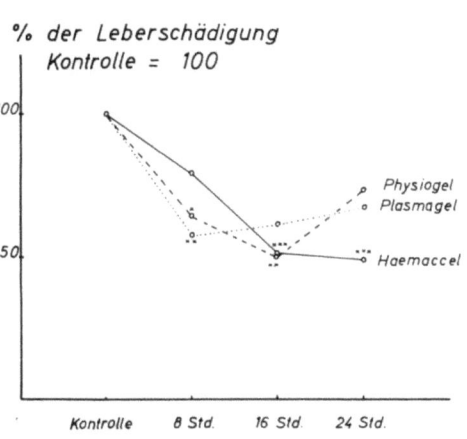

Abb. 3. Resistenzänderung des Organismus nach einmaliger Injektion von 4 ml/100 g KG Physiogel, Plasmagel, Haemaccel, bestimmt am Ausmaß der Leberschädigung durch Allylalkohol. Abfall der Leberschädigung bis auf 50% des Ausgangswertes im Zeitintervall von 8, 16 und 24 Std nach der Injektion als Ausdruck der Resistenzsteigerung des Organismus gegenüber einer Zweitschädigung

Entscheidend für diese Versuchsergebnisse ist die *positive Reaktion, also die Resistenzsteigerung*, durch die zuletzt genannten Plasmaexpander und die negative durch *Periston und Macrodex*, wobei Macrodex noch wesentlich schlechter abschneidet als Periston.

Da nach den Untersuchungen von FRANK, FINE u. PILLEMER im hämorrhagischen Schock der Properdinspiegel erheblich absinkt und die Tiere gegen Infektionen anfälliger werden, dürfte es nicht gleichgültig sein, ob man in einer solchen Schocksituation eine Infusion vornimmt, mit der die herabgesetzte Resistenz des Organismus noch zusätzlich belastet wird.

Die im Tierexperiment aufgezeigten Resistenzänderungen wiegen aber noch schwerer, wenn man die *Organveränderungen berücksichtigt, die nach der einmaligen Injektion der eben genannten Substanzen in verschiedenen Mengen* auftreten und qualitativ und quantitativ erfaßt werden.

In einer ersten Versuchsreihe erhalten je sechs Wistarratten von etwa 150 g, 1, 2, 5 und 10 ml i.v./100 g KG. Auch die großen Mengen von 10 ml werden von den Tieren gut vertragen. Zur Kontrolle wird zwei Versuchsreihen physiologische Kochsalzlösung und Rattenserum in der gleichen Menge verabreicht. 24 Std nach der Injektion dieser Flüssigkeiten werden die Tiere getötet, die Gewichte der Leber, der Milz und der Nieren bestimmt und auf 100 g des getöteten und ausgebluteten Tieres berechnet. Von den Organen wird der Wassergehalt durch Trocknung eines entnommenen Stückes bis

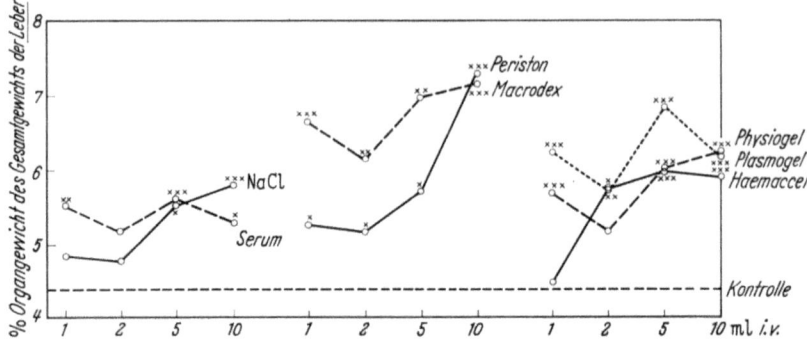

Abb. 4. Graphische Darstellung der Lebergewichte pro 100 g KG des entbluteten Tieres 24 Std nach Injektion von 1, 2, 5 und 10 ml des Plasmaexpanders. Zur besseren Übersicht wurden Kontrollen und Expander nebeneinander gezeichnet. Der Anstieg der Lebergewichte, bestimmt 24 Std nach der Injektion, als Zeichen des Ödems der Leber

zur Gewichtskonstanz bestimmt. Darüber hinaus erfolgt eine eingehende histologische Untersuchung.

Die Veränderungen der Leber sind bei diesen Versuchen am eindrucksvollsten. Faßt man alle Gruppen mit den verschiedenen Dosierungen von 1 bis 10 ml zusammen und rechnet das durchschnittliche Lebergewicht bezogen auf 100 g KG, ergibt sich eine signifikante Vergrößerung des Organs. Die Vergrößerung gegenüber einer unbehandelten Kontrolle liegt in der Reihenfolge physiologische Kochsalzlösung, Serum, Haemaccel, Physiogel, Periston, Plasmagel und Macrodex. Nach Plasmagel und Macrodex steigt das Gewicht der Leber von 4,4 g der Kontrolle auf 6,48 g des Versuchstieres, nimmt also um mehr als 50% des Normalgewichtes zu.

Die Einzelheiten dieses Versuches finden sich in einer kurvenmäßigen Aufzeichnung der Gewichte (Abb. 4). Während bei Tieren, die 1 oder 2 ml physiologische Kochsalzlösung erhalten, nur ein geringer, nicht signifikanter Anstieg des Lebergewichtes zu verzeichnen und auch histologisch kein Ödem nachweisbar ist, wird es nach 5 und 10 ml deutlich und die Gewichtszunahme in Abhängigkeit zur injizierten Flüssigkeitsmenge statistisch signifikant. Serum verursacht schon in kleinen Mengen ein Organödem, das aber durch größere Dosen nicht gesteigert wird. Im ganzen stimmt der Durchschnittswert mit dem nach physiologischer Kochsalzlösung überein und liegt nahe bei den unbehandelten Kontrollen.

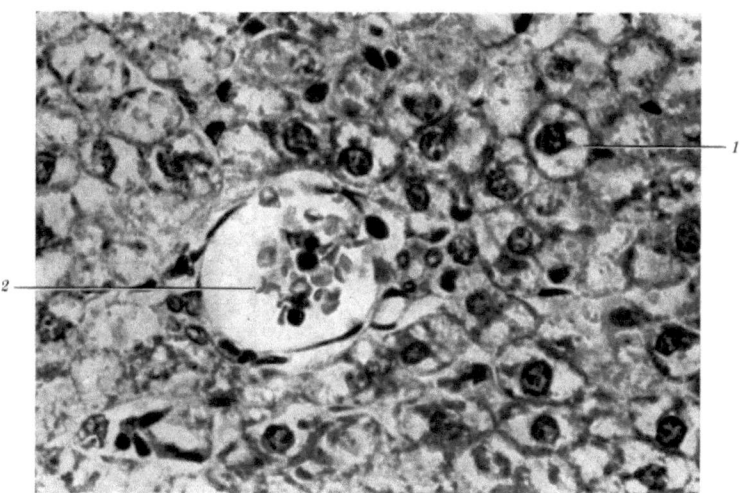

Abb. 5. Leberveränderungen bei der Ratte nach einmaliger Injektion von 1 ml/100 g KG Macrodex i. v. Tötung des Tieres 24 Std nach der Injektion. Diffuse hydropische Schwellung der Leberzellen mit wabiger Auflockerung des Cytoplasmas (1). Bei (2) Zentralvene

Auch bei Periston tritt das Ödem nach 1 ml ein und erfährt durch 10 ml eine Steigerung, die mit keiner der angewandten Flüssigkeiten erreicht wird. Die mikroskopische Beurteilung der Leber bestätigt das Ergebnis. Nach 1 ml Macrodex erreicht die Gewichtszunahme der Leber in Übereinstimmung mit dem mikroskopischen Befund ein Ausmaß (Abb. 5), das durch 5 und 10 ml nur noch wenig gesteigert wird. Die beträchtliche Zunahme des Lebergewichtes auch bei kleineren Mengen von Macrodex ergibt den hohen Durchschnittswert, der Macrodex an die Spitze der Ödembildung stellt.

Wichtig ist nun der Vergleich mit dem histologischen Bild. Das Ödem ist charakterisiert durch eine blasige, wabige Auflockerung des Cytoplasmas und eine Schwellung der Leberzellen, die meist im Läppchenzentrum beginnt und nach der Peripherie fortschreitet, in ausgeprägten Fällen die gesamte Fläche des Leberläppchens erfaßt (Abb. 5). Im ganzen ergibt sich beim Vergleich der quantitativen Werte, also der Zunahme des Lebergewichtes und des Wassergehaltes, eine gute Übereinstimmung mit dem histologischen Bild des Zellödems. Es ist bei allen angewandten Flüssigkeiten in der gleichen Form vorhanden. Nur nach höheren Dosierungen von

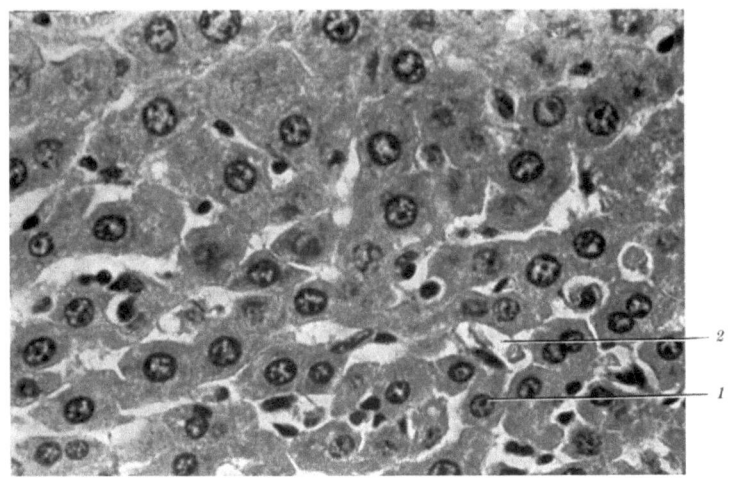

Abb. 6. Leberveränderungen bei der Ratte durch Macrodex nach einmaliger Injektion von 2 ml/100 g KG i. v. Tötung des Tieres 24 Std nach der Injektion. Zellkollaps und beginnende Dissoziation (1) der Leberzellen. Erweiterung der Sinusoide mit Abhebung der Capillarwand (2)

Macrodex schlägt das intracelluläre Ödem in ein extracelluläres unter Kollaps der Zelle um. In diesen Fällen sind die Sinusoide und die Disséschen Räume erweitert (Abb. 6).

Nach unseren früheren Untersuchungen am Beispiel der Leber (EGER 1950, 1953) kann das Zellödem sowohl Ausdruck einer vermehrten oder gesteigerten Aktivität der Zelle oder eines degenerativen Vorganges sein, der bei weiterer Entwicklung dieses Geschehens in einen Zellkollaps übergeht, bei dem sich das Zellwasser akut in den extracellulären Raum ergießt, den Disséschen Raum erweitert und die Capillarwand abhebt. Wie weit dieser Entwicklungszustand reversibel ist, vermag der Morphologe nicht zu entscheiden. Aus diesem Degenerationsvorgang des Zellkollapses kann sich die Zellnekrose entwickeln. *Die nach Macrodex auftretenden Leberveränderungen stellen das fortgeschrittene Stadium des eben geschil-*

derten *Vorganges* dar und sind zumindest Zeichen einer beginnenden funktionellen Erschöpfung.

Gegenüber dem Macrodex weisen die Plasmaexpander auf Gelatinebasis eine geringere Neigung zur Ödembildung auf. Vor allem zeichnet sich das Haemaccel dadurch ab, daß es mit der Anfangsmenge von 1 ml kein Zellödem hervorruft und erst mit 2 ml die

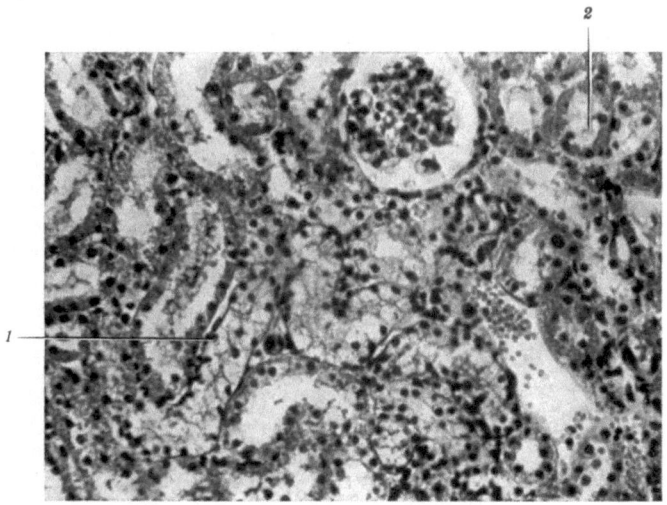

Abb. 7. Typisches Bild der Peristonniere bei der Ratte nach viermaliger Verabreichung von 10 ml/100 g KG i. p. in achttägigen Abständen. Tötung der Tiere 8 Tage nach der letzten Injektion. Bei (*1*) hydropische Schwellung der Epithelien der Harnkanälchen, bei (*2*) Kollaps der Epithelien mit Erweiterung des Lumens. In einzelnen erweiterten Lumina zarte Eiweißmassen. Die Veränderungen entsprechen dem Bild der sog. Schocknephrose

Ödembildung beginnt. Physiogel und Plasmagel erreichen signifikante Werte mit 1 ml.

Von gleicher Bedeutung sind die Veränderungen der Nieren, zumal sie mit den beim Menschen beobachteten Bildern weitgehend übereinstimmen. In einem chronischen Versuch mit Plasmaexpandern, bei dem den Tieren wöchentlich 10 ml/100 g KG i. p. injiziert und die Ratten 8 Tage nach der letzten Injektion getötet wurden, finden sich in der Niere nach Periston die gleichen Veränderungen (Abb. 7), wie wir sie beim Menschen beobachtet haben. Unsere Befunde bestätigen damit die oben schon erwähnten Beschreibungen früherer Untersucher. Doch sehen wir die hydropische Schwellung nicht als Zeichen der Speicherung des Peristons, sondern als Ausdruck einer funktionellen Störung der Tubulusepithelien an. *Die typische Peristonniere* ist also gekennzeichnet durch eine hydropische Schwellung von Nierenepithelien einzelner Kanälchen unter Einengung des Lumens. Gleichzeitig findet sich ein Kollaps von Epithelien in anderen Kanälchen, wodurch sich das Lumen erweitert und vielfach mit Eiweiß ausfüllt (Abb. 7). Diese Veränderungen entsprechen

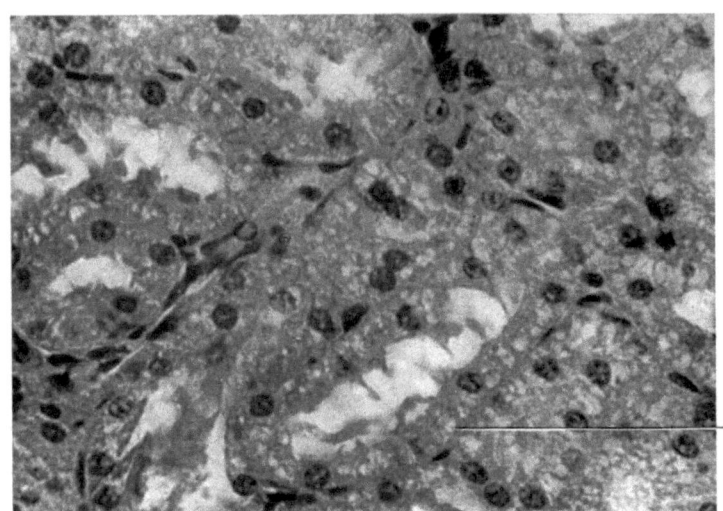

Abb. 8. Nierenveränderungen bei der Ratte nach einmaliger Injektion von 10 ml pro 100 g KG Physiogel. Tötung der Tiere 24 Std nach der Injektion. Bei (*1*) kleine perlschnurartig angeordnete Vacuolen an der Basis der Tubulusepithelien. Die gleichen Veränderungen sieht man nach Haemaccel

weitgehend dem histologischen Bild *der sog. Schocknephrose,* wie sie heute vielfach diskutiert wird (JAHNECKE et al.) und auch nach länger anhaltenden Kollapszuständen vorkommt. Allerdings breiten sich bei der Schocknephrose die geschilderten Veränderungen diffus über den ganzen Tubulusapparat aus, während die Peristonniere charakteristischerweise die herdförmige Anordnung aufweist. Nach unserer Auffassung ist die hydropische Schwellung das erste Symptom einer funktionellen Überlastung des Organs, der nach einer akuten Wasserabgabe der Zelle der Kollaps folgt. Er stellt das zweite Stadium dieses Vorganges dar. *Hydropische Schwellung und Zellkollaps beruhen auf akuten, stoffwechselbedingten Wasserverschiebungen im intra- und extracellulären Raum.* Es ist morpho-

logisch nicht zu entscheiden, ob die Veränderungen Ausdruck einer
übersteigerten Funktion oder eines degenerativen Vorganges der
Zelle sind. In diesem Bereich überschneiden sich die Deutungs-
möglichkeiten morphologischer Ausdrucksformen.
Auch nach Macrodex machen sich ähnliche Veränderungen bemerkbar, die unter dem Bild der sog. trüben Schwellung auftreten.

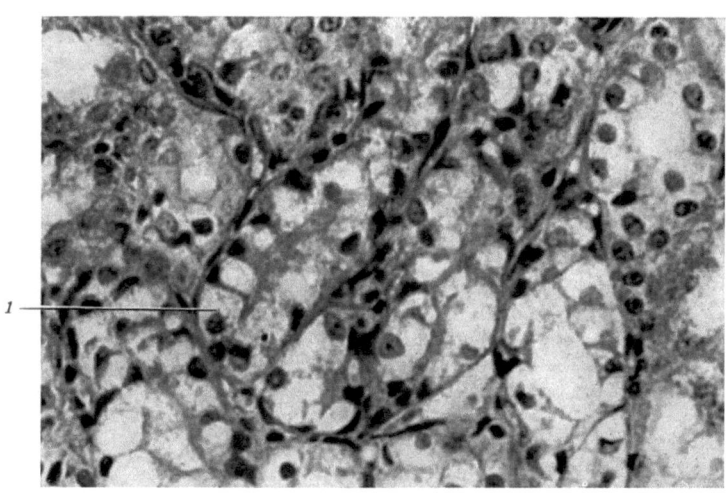

Abb. 9. Nierenveränderungen bei der Ratte nach einmaliger Injektion von 10 ml
pro 100 g KG Plasmagel. Tötung des Tieres 24 Std nach der Injektion. Hydropische
Schwellung und Degeneration der Epithelien (1) in einer Gruppe von gewundenen
Harnkanälchen

Haemaccel und Physiogel rufen charakteristische Symptome hervor, die allerdings erst nach Mengen von 5 ml/100 g KG signifikant
werden. Es bilden sich an der Basis der Tubulusepithelien kleine
Bläschen, die perlschnurartig aufgereiht und wohl als Sekret-
vacuolen anzusehen sind (Abb. 8). Darüber hinaus findet man bei
Physiogel gelegentlich als Ausdruck der extremen Steigerung der
Zellfunktion einzelne Epithelnekrosen. Plasmagel hinterläßt, abgesehen von einer trüben Schwellung, herdförmig angeordnete blasige Entartung der Tubulusepithelien, die der Peristonniere ähneln
(Abb. 9). Während sich also das Zellödem der Leber bei allen angewandten Plasmaexpandern morphologisch in gleicher Form entwickelt, bietet das Ödem der Nieren für die einzelnen Expander
charakteristische histologische Bilder.

Durch intraperitoneale Injektion, die die Resorption der Expander protrahiert, werden im Prinzip die gleichen, nur etwas abgeschwächten Organveränderungen hervorgerufen.

Wenn man den Tieren vorher durch Punktion des orbitalen Plexus *Blut entnimmt* und *die Blutmenge durch einen der genannten Plasmaexpander ersetzt*, verhält sich die Ödembildung der untersuchten Organe anders. Entnommene Blutmenge und Organgewichte gehen aus der Tabelle hervor. Während im vorausgehenden Versuch an der Spitze der Ödembildung Macrodex steht, ist nun das Organgewicht nach physiologischer Kochsalzlösung und

Tabelle. *Blutentnahme und Wiederauffüllung des Blutvolumens mit der gleichen Menge eines Expanders*

Prozent Organ-gewicht des Gesamtgewichtes		Richtzahl für das histol. Ödem	Prozent Trocken-gewicht des Feuchtgewichtes		ml durch-schnittliche Blutmenge pro 100 g KG
Leber					
Tyrode	5,79	0,9	Tyrode	29,81	—
Serum	4,57	0,33	Physiogel	29,96	—
Macrodex	4,71	0,25	Serum	29,86	—
Plasmagel	5,51	0,91	Periston	29,81	—
Physiogel	5,52	0,90	Haemaccel	29,51	—
Periston	5,79	0,66	Plasmagel	29,04	—
Haemaccel	6,00	0,16	Macrodex	28,96	—
NaCl	6,25	0,30	NaCl	28,53	—
Milz					
Tyrode	0,61		Tyrode	23,14	3,27
Macrodex	0,47		Serum	23,36	3,46
Physiogel	0,78		Haemaccel	23,28	3,19
Serum	0,79		Physiogel	23,28	3,25
Periston	0,88		Macrodex	23,25	3,57
Plasmagel	0,88		Periston	23,10	3,41
Haemaccel	1,07		NaCl	22,81	3,05
NaCl	1,12		Plasmagel	22,55	3,41
Nieren					
Tyrode	0,91	—	Tyrode	24,04	—
Serum	0,78	0,17	Periston	23,50	—
Macrodex	0,83	0,50	Physiogel	23,44	—
Plasmagel	0,91	0,12	NaCl	23,21	—
Periston	0,94	0,25	Macrodex	23,15	—
Physiogel	0,95	0,54	Haemaccel	23,15	—
NaCl	1,03	0,25	Serum	23,01	—
Haemaccel	1,04	0,20	Plasmagel	22,69	—

nach Haemaccel in Relation zum Körpergewicht am höchsten. Die geringsten Gewichte weisen die Tiere auf, die mit Serum oder Macrodex infundiert werden. Zwischen diesen Werten liegen Plasmagel, Physiogel und Periston. Betrachtet man nur die Organgewichte unabhängig von den histologischen Veränderungen, würde man ein unvollständiges, wenn nicht falsches Bild erhalten. Bei

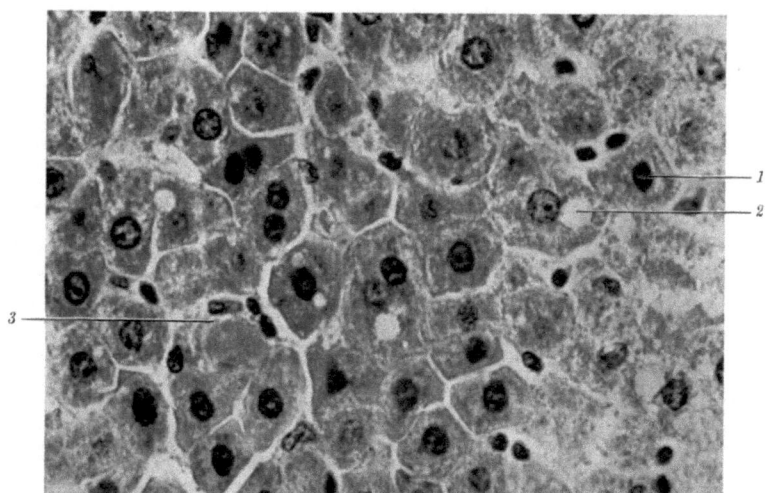

Abb. 10. Leberveränderungen bei der Ratte durch Macrodex. Entnahme von 3,5 ml Blut/100 g KG und Injektion von 3,5 ml Macrodex als Blutersatz. Tötung des Tieres 24 Std nach der Injektion. Ausgebreitete Dissoziation der Parenchymzellen mit Zellkollaps und Kernpyknose (*1*). Einzelne große Vacuolen im Cytoplasma (*2*). Erweiterung des Disséschen Raumes (*3*)

der mikroskopischen Auswertung ergeben sich nämlich die stärksten ödematösen Veränderungen in der Leber durch Plasmagel und Physiogel. Gering sind sie nach physiologischer Kochsalzlösung und nach Macrodex und Serum, am geringsten nach Haemaccel.

Um die Bewertung der histologischen Veränderungen richtig einzuschätzen, sollen die mikroskopischen Bilder nach Serum und Macrodex gegenübergestellt werden. Das Cytoplasma der Leberzellen der mit Serum behandelten Tiere ist feinkörnig und dicht. Ähnlich verhalten sich die Leberzellen nach Macrodex; doch fällt an diesen Zellen auf, daß sie kollabiert und dissoziiert sind. Der Dissésche Raum ist erweitert, die Capillarwand abgehoben, die Leberzellkerne sind vielfach pyknotisch. Dem niedrigen Lebergewicht nach Macrodex liegt also *offenbar ein degenerativer Stoffwechselvorgang zugrunde, der mit einem Eiweißverlust der Zelle einhergeht* (Abb. 10). Erst die histologische Untersuchung deckt also auf, daß dem gleichen quantitativen Befund ein ganze andere qualitative Wertung zukommt. Diese Schlußfolgerung gilt auch für die anderen Plasmaexpander und die Werte, die in diesem Versuch bestimmt und mit dem histologischen Bild verglichen wurden. Auch die Nierengewichte weisen dieselbe Reihenfolge wie bei der Leber auf. Die Relationen zum Trockengewicht sind nicht eindeutig. Die quantitative Auswertung des mikroskopischen Befundes ergibt die geringsten ödematösen Veränderungen nach Serum, Haemaccel und Plasmagel, die stärksten durch Physiogel und Macrodex.

Wie ich schon oben betont habe, wird es sich bei den beschriebenen Organveränderungen und der Allgemeinreaktion des Organismus nach der einmaligen Applikation der Plasmaexpander um passagere Vorgänge handeln, die reversibel sind. *Von entscheidender Bedeutung dürften sie aber dann sein, wenn sie einen schon vorgeschädigten Organismus treffen und damit eine Allgemeinschädigung in eine Katastrophe führen.* Es ist deshalb nicht angängig, die Anwendung der Plasmaexpander nur vom Blutvolumen her zu betrachten und zu ventilieren, sondern auch die eben geschilderten Allgemeinreaktionen und Organveränderungen mit in die Betrachtung einzubeziehen und bei der Anwendung von Plasmaexpandern zu berücksichtigen.

Zusammenfassung

1. Großmolekulare Plasmaexpander verursachen Allgemeinreaktionen des Organismus, die seine Resistenz gegen Zweitschädigungen ändern. Mit einer gleichbleibenden Dosis von 4 ml/100 g KG wird mit Periston und Macrodex die Resistenz erheblich herabgesetzt, durch Haemaccel, Physiogel und Plasmagel gesteigert.

2. Durch eine einmalige Applikation der genannten Plasmaexpander in Mengen von 1, 2, 5 und 10 ml/100 g KG wird ein beträchtliches Ödem der Leber und der Nieren hervorgerufen, das 24 Std nach der Injektion an der Gewichtszunahme der Organe und ihrem Wassergehalt erkennbar ist und sich histologisch verifizieren läßt. Macrodex und Periston haben die stärkste Neigung zur Ödembildung, Haemaccel die geringste. Während das histo-

logische Bild des Leberzellödems bei allen Plasmaexpandern gleich ist, zeigt das Ödem der Nierenepithelien für die einzelnen Expander morphologisch charakteristische Bilder. Besonders ausgeprägt ist die Peristonniere, die die einzelnen Stadien der sog. Schocknephrose aufweist.

3. Blutentnahme (etwa 3,5 ml/100 g KG) und sofortiger Ersatz durch einen Plasmaexpander führt ebenfalls zur Ödembildung, bei der sich aber die einzelnen Plasmaexpander anders verhalten als im oben angeführten Versuch. Über die Ödembildung hinaus kommt es durch Macrodex zu degenerativen Vorgängen an der Leberzelle.

Literaturverzeichnis

BARNER, F. R., J. DIECKHOFF u. E. MÖCHERL: Periston und experimentelle Nephritis (Masugi). Frankfurt. Z. Path. **66**, 181—190 (1955).
BRASS, K.: Morphologische Befunde bei Mensch und Kaninchen nach wiederholter Peristo-(Kollidon)-Zufuhr. Frankfurt. Z. Path. **63**, 95—112 (1952).
EGER, W.: Betrachtungen zur Frage der serösen Entzündung und Degeneration am Beispiel der Leber. Ärztl. Forsch. **4**, 349—359 (1950).
— Der Einfluß von Dextran und Zymosan auf die toxische Lebernekrose. Acta hepat. (Hamburg) **4**, 1—9 (1956).
— Die Bedeutung der Sulfhydril-, Amino- und Carboxyl-Gruppen kurzkettiger Kohlenstoffverbindungen für ihre nekrotrope Leberschutzwirkung. Arzneimittel-Forsch. **7**, 601—606 (1957).
— Der Einfluß von Fettsäuren auf die unspezifische Resistenz des Organismus. Med. exp. (Basel) **4**, 251—256 (1961).
— W. GOTTESLEBEN u. M. TIETJEN: Über das Verhalten der alkalischen und sauren Phosphate bei funktioneller Belastung der Nebenniere. Virchows Arch. path. Anat. **324**, 173—178 (1953).
— H. JUNGMICHEL u. G. KORDON: Untersuchungen über den Einfluß des Lipopolysaccharids Pyrelax auf die Allylalkoholschädigung der Leber als Ausdruck einer Resistenzänderung des Organismus. Virchows Arch. path. Anat. **331**, 154—164 (1958).
FRANK, E., J. FINE and L. PILLEMER: Serum properdin levels in hemorrhagic shock. Proc. Soc. exp. Biol. (N. Y.) **89**, 223—225 (1955).
FREESEN, O., u. H. WEESE: Das gewebliche Bild nach Infusion verschiedener Kollidonfraktionen (Periston-N, Periston, hochviscöses Periston) beim Tier. Beitr. path. Anat. **112**, 44—62 (1952).
JAHNECKE, J., B. KOMMERELL u. A. BOHLE: Beitrag zur Struktur des Nephron. Vergleichende Untersuchungen an autoptisch und bioptisch gewonnenem Nierengewebe. Klin. Wschr. **40**, 227—231 (1962).
JECKELN, E.: Über gewebliche Äußerungen des Säuglingsorganismus nach wiederholten Peristongaben. Virchows Arch. path. Anat. **322**, 529—562 (1952).
PILLEMER, L., and O. A. ROSS: Alterations in serum properdin levels following injection of Zymosan. Science **121**, 732—733 (1955).

ROWLEY, D.: Stimulation of natural immunity to escherichia coli infections. Observations on mice. Lancet **1955**/I, 232—233.
SCHOEN, H.: Organveränderungen beim Säugling nach Zufuhr von Periston. Klin Wschr. **27/28**, 463—468 (1949).
WESTPHAL, O.: Hochgereinigte Reizstoffe und Prinzipien ihrer Wirkungsanalyse. Verh. dtsch. Ges. inn. Med. **62**, 192—197 (1956).
WRAGE, K. H.: Untersuchungen über die Unterschiede in Speicherung von Periston und Periston-N. Frankfurt. Z. Path. **66**, 246—251 (1955).

Plasmaexpander als Liquorersatz

Von Dr. JOHANNES EICHLER

Aus der Chirurgischen Universitätsklinik Kiel
(komm. Direktor: Prof. Dr. H. EUFINGER)

Herr Vorsitzender, meine Damen und Herren!

Ich berichte über ein Randgebiet der Anwendung von Plasmaexpandern, nämlich über ihre Verwendung als Liquorersatz.

Beim Krankheitsbild des chronischen subduralen Hämatoms besteht in einigen Fällen das Symptom des Liquorunterdrucks. Über die Entstehung herrscht bis heute noch keine einheitliche Meinung.

Zur Diskussion stehen u. a. folgende Auffassungen, die sowohl exogene als auch endogene Ursachen in Erwägung ziehen:

1. Vermehrter Liquorabfluß, vor allem bei Liquorfistel.

2. Verminderte Liquorproduktion bzw. -zirkulation (Spasmus des Plexus chorioideus nach LERICHE, Plexusstarre nach HENSCHEN, Gefäßspasmen nach SCHALTENBRAND und H. WOLFF).

3. Exsiccose durch ungenügende Flüssigkeitszufuhr, vor allem bei Kindern nach WANKE.

4. Vegetativ-hormonale (hypothalamisch-hypophysäre) Regulationsstörungen, auf die zuerst WANKE 1947 hinwies; PETIT-DUTAILLIES, BERNHARD und WEIL vertraten 1954 die gleiche Ansicht.

Für diese Auffassung spricht die Tatsache, daß Bewußtlose trotz unzureichender Flüssigkeitszufuhr oft eine gesteigerte Urinausscheidung haben.

Als Therapie des subduralen Hämatoms wird übereinstimmend die operative Entleerung des Hämatoms angegeben. Bei Liquorunterdruck besteht die postoperative Behandlung im Hochstellen des Fußendes des Bettes und vermehrter Zufuhr von Flüssigkeit, z. T. als hypotonische NaCl- oder Traubenzuckerlösung. Tönnis, Hartmann und Schaltenbrand füllen die Liquorräume mit Ringer- oder Tyrodelösung auf; Schaltenbrand erwägt außerdem noch die Infusion von menschlichem Liquor in den Subarachnoidalraum. An Pharmaka werden zusätzlich erwähnt: Tonephin von Wanke. Ephetonin und Pilokarpin von Schaltenbrand, das antidiuretisch wirkende Hypophysen-Hinterlappen-Hormon Pitressin von Gerlach. Duplay, Postel und Coromine sahen Erfolge bei Gaben von ACTH und Cortison. Hemmer ist der Meinung, daß Eupaverin anderen Medikamenten überlegen sei. Lennartz, Müller, Sunder-Plassmann und Tönnis führten Halsgrenzstranganaesthesien mit guter Wirkung durch, und nach Irsileger ist für hartnäckige Fälle eine cervicale Sympathektomie zu erwägen. Wir verabfolgen außerdem blutdrucksteigernde Medikamente. Bewährt hat sich hierbei in letzter Zeit das Präparat Akrinor® (Homburg).

Nach unseren Erfahrungen genügt manchmal — neben der medikamentösen Therapie — die einmalige Auffüllung der Liquorräume mit Elektrolytlösung, um den Liquordruck zu normalisieren. Tritt durch diese Maßnahmen keine Besserung ein, ist nach der geltenden Meinung die Schädigung als irreparabel anzusehen, besonders wenn länger dauernde Somnolenzzustände progredient in Stupor und Koma übergehen. Courville und Amyes konnten in einigen Fällen anatomische Dauerschäden nachweisen.

Ich möchte Ihnen heute vorerst über einen besonders schweren Krankheitsverlauf bei einem 40jährigen Patienten berichten, bei dem nach Ausräumung eines beidseitigen chronischen subduralen Hämatoms ein Liquorunterdruck bestand, der mit den bisher bekannten Maßnahmen nicht zu beeinflussen war. Lediglich durch Auffüllung der Liquorräume mit Ringerlösung konnte jeweils eine sehr flüchtige Besserung des Allgemeinbefindens erzielt werden. Aus dieser Beobachtung heraus wurde die Auffüllung mit einem höhermolekularen Präparat erwogen, da am starken Einsinken der Kopfhaut im Operationsbereich eine schnelle Resorption der Ringerlösung zu erkennen war. Mit zunehmendem Relaps trat jeweils wieder eine Verschlechterung des Zustandes ein. Von den zur Verfügung stehenden Plasma-Expandern entschieden wir uns für ,,Haemaccel". Wir erreichten durch elfmaliges Auffüllen der Liquorräume, daß die Liquorproduktion wieder in Gang kam und im Verlauf der Klinikbehandlung das ausgebildete apallische Syndrom sich völlig zurückbildete.

Die Betrachtung des Verlaufes ergibt folgendes Bild: Im Juli 1960 traumatischer Hirnschaden durch Mopedunfall. Es wurde eine dreiwöchige Bettruhe eingehalten. Seit Weihnachten 1960 traten zunehmende Nacken- und Hinterhauptschmerzen, schließlich Erbrechen und Somnolenz auf. Am 24. 1. 1961 erfolgte Verlegung auf die Neurochirurgische Abteilung der Chirurgischen Universitätsklinik Kiel. Bei der unmittelbar nach der Aufnahme durchgeführten Trepanation unter Bildung eines linksseitigen frontoparietalen Knochenlappens wurde ein typisches subdurales Hämatom mit einem inneren und äußeren Blatt gefunden. Das Gehirn war unter dem Hämatomsack geschrumpft und wirkte im ganzen wie eine homogene Masse ohne typische Furchen und Windungen. Auch rechts wurde ein etwas kleineres Hämatom entleert.

Der postoperative Verlauf war außerordentlich schwer: Es traten Atemstörungen auf, die sich besonders in einem normalen Inspirium und einem verkrampften, stoßweisen Exspirium äußerten. Der tief bewußtlose Patient wurde anfangs parenteral, dann durch Sonde ernährt. Eine bestehende Tracheobronchitis mit hohen febrilen Temperaturen konnte durch Gaben von Antibiotica, Antipyretika und physikalischer Abkühlung bis zur normalen Körpertemperatur beherrscht werden. Bis zum 6. 2., also 13 Tage lang, bestand unverändert tiefe Bewußtlosigkeit. Es kam zur Ausbildung eines apallischen Syndroms mit Streckkrämpfen. Die Kopfhaut im Operationsbereich war stark eingesunken. Bei reichlicher Flüssigkeitszufuhr erfolgte gute Ausscheidung von isosthenischem Urin. Am 6. 2. entschlossen wir uns, 2×50 ml Ringerlösung durch lumbale Infusion in den Subarachnoidalraum zu verabfolgen. Am 7., 8., 10. und 12. 2. gaben wir täglich 100 ml. Nach jeder Infusion trat eine flüchtige Besserung des Zustandes ein, bis dann innerhalb 1 Std die Kopfhaut völlig zurückgesunken war. Am 14. 2. verschlechterte sich das Allgemeinbefinden des Patienten so sehr, daß er als verloren anzusehen war. Jetzt entschlossen wir uns, die Liquorräume mit dem Plasmaexpander ,,Haemaccel" aufzufüllen. Und nun war der Verlauf wie folgt: Sofort nach der ersten Injektion wurde der Patient deutlich wacher. Die durch langsame intralumbale Infusion (innerhalb von 20 min) verabfolgten 100 ml hatten die Kopfhaut im Operationsbereich entfaltet. Da aber im Verlaufe von etwa 24 Std jeweils wieder ein Relaps der Kopfhaut eintrat, wurden bis zum 28. 2. elfmal Mengen zwischen 100 und 180 ml infundiert und zwar bis zu einem Liquordruck von etwa 250 cm H_2O. Wir richteten uns aber weniger nach dem gemessenen Druck als nach der Entfaltung der Kopfhaut im Operationsbereich. Dann waren Infusionen nicht mehr erforderlich. Mit jedem Tag bekam der Patient mehr Kontakt mit der Umgebung, erkannte seine Frau, sprach und schrieb wieder. Am 15. 4. schließlich erfolgte Entlassung aus der stationären Behandlung nach Hause.

Der Patient wird seitdem von uns in halbjährlichen Abständen nachuntersucht. Er hat sich körperlich gut erholt und ist in seinem psychischen Verhalten nach Angaben der Angehörigen gegenüber früher unverändert. Herr F. hat etwas Land und Haustiere. Körperlich ist er in der Lage, sämtliche anfallenden Hausarbeiten mühelos zu erledigen. Aus diesem Grunde hat er auch davon abgesehen, seinen früheren Beruf als Friseur wieder aufzunehmen, da ihm seine kleine Landwirtschaft mehr Freude bereitet.

Zusammenfassend möchte ich feststellen, daß wir der festen Überzeugung sind, wir hätten den Patienten ohne die berichteten Maßnahmen verloren. Es besteht für uns kein Zweifel, daß die entscheidende Wendung im Krankheitsgeschehen durch die elfmalige Auffüllung der Liquorräume mit ,,Haemaccel" erfolgte. Ich darf deshalb noch einmal kurz wiederholen: 13 Tage lang bestand tiefe Bewußtlosigkeit mit schweren zentralen Störungen, 7 Tage lang trat durch Infusion von Ringerlösung in den Subarachnoidalraum jeweils eine flüchtige Besserung für etwa 1 Std ein. Nun aber war schon nach der ersten Haemaccel-Infusion eine über 24 Std anhaltende Wirkung zu beobachten, die von Tag zu Tag nachhaltiger wurde, bis sich der Patient schließlich völlig erholte.

Es bestand eine eindeutige Relation zwischen der Entfaltung der Liquorräume und der normalen cerebralen Funktion. Wenn man auch mit antidiuretisch wirkenden Pharmaka eine Flüssigkeitsretention im Körper erreichen kann, so bedeutet dies doch nicht eine Entfaltung der Liquorräume und damit Wiederherstellung des normalen Turgors des Gehirnes, der nach unseren Beobachtungen Voraussetzung für die normale cerebrale Funktion ist. Inzwischen konnten wir bei weiteren drei Patienten, bei denen auch Haemaccel mit Erfolg intrathecal infundiert wurde, unsere zuerst gemachten Beobachtungen bestätigt finden. Wir glauben deshalb, in schweren Fällen und bei Versagen der bisher üblichen Therapie die Anwendung von Haemaccel zur Auffüllung der Liquorräume empfehlen zu können, da es u. W. bis heute keine adäquate Liquorersatzlösung gibt.

Kr.-Nr. 301/61, K. F.

Tabelle

Operation: 24. 1. 1961	Liquordruck vor / nach Infusion (mm H_2O)	Hämaccel ml	Allgemeinzustand
14. 2.	—	100	deutlich frischer
15. 2.	—	100	reagiert auf Ansprechen
16. 2.	—	150	Faustschluß nach Aufforderung
17. 2.	—	2 × 150	erkennt seine Frau
18. 2.	60/170	170	
19. 2.	30/300	140	äußert Unwillen bei der LP
21. 2.	50/250	180	
22. 2.	—	—	Trachealkanüle entfernt; spricht
24. 2.	110/270	180	
26. 2.	80/270	170	erzählt Kriegserlebnisse Merkfähigkeit ∅
28. 2.	60/240	130	
5. 3.	—	—	Magensonde entfernt
10. 3.	—	—	schreibt seinen Namen
27. 3.	—	—	Gehübungen; redet pausenlos
4. 4.	—	—	geht ohne Hilfe
7. 4.	—	—	psychisch ausgeglichen
15. 4.	—	—	Entlassung

Indikationen für Plasmaexpander

Von ULRICH F. GRUBER und M. ALLGÖWER

Aus der Chirurgischen Abteilung des Rätischen Kantons- und Regionalspitals Chur (Chefarzt: Prof. Dr. M. ALLGÖWER) und aus dem Schweizerischen Medizinischen Forschungsinstitut, Laboratorium für Experimentelle Chirurgie, Davos-Platz (Direktor: Prof. Dr. M. ALLGÖWER)

Trotzdem heute für verschiedene Zwecke geeignete Plasmaexpander zur Verfügung stehen, sollte das bewährte Prinzip nicht umgestoßen werden, wonach Blut durch Blut und Plasma durch Plasma zu ersetzen ist. Die herkömmlichen Plasmaexpander sollten deshalb in der Zivilmedizin nur dann gebraucht werden, wenn keine menschlichen Blutpräparate zur Verfügung stehen. Anders verhält es sich mit Rheomacrodex, das neben seiner Wirkung als ausgezeichneter Plasmaexpander noch andere, bisher nicht bekannte pharmakodynamische Eigenschaften aufweist. Es ist deshalb außer bei Schockzuständen noch in vielen anderen Situationen indiziert, auf die wir weiter unten zu sprechen kommen.

Es wird immer wieder auf die Gefährlichkeit von Vollbluttransfusionen hingewiesen (Hepatitisrisiko und Transfusionszwischenfälle) und mit Recht vor unnötiger Anwendung von Blutkonserven gewarnt. Anderseits darf nicht vergessen werden, daß die guten Plasmaexpander wohl eine gleichstarke onkotische Wirksamkeit wie Blut und Plasma entfalten können, daß ihnen aber die spezifischen Funktionen der menschlichen Eiweiße wie Puffer- und Transportfähigkeit völlig abgehen. Ferner muß darauf hingewiesen werden, daß es mit Hilfe der neuen CPD (Citrat-Phosphat-Dextrose)-Anticoagulationslösung heute ohne weiteres möglich ist, Blut ohne vermehrte Nebenreaktionen nach 28tägiger Lagerung zu transfundieren (GIBSON 1961). Pasteurisierte Plasmaproteinlösungen, die dem Humantrockenplasma in seiner Volumenwirkung nicht nachstehen, sind übrigens frei von Hepatitisrisiko.

Beweise für eine mögliche Überlegenheit von intraarteriellen gegenüber intravenösen Transfusionen fehlen ebenfalls (ARTZ 1955, CASE 1953 et al.). Eine bessere Wirkung könnte man sich höchstens bei schwer arteriosklerotischen Patienten mit Herzinsuffizienz vorstellen. Dem Ausbau und der Neueinrichtung von modernen

Blutbanken kommt deshalb sicher eine viel größere Bedeutung zu, als der Entwicklung von neuen Plasmaexpandern für zivile Bedürfnisse. Jedes Spital sollte aber auch in Friedenszeiten über eine größere Menge eines Plasmaexpanders verfügen, als Reserve für Katastrophenfälle und Situationen, wo aus irgendwelchen Gründen nicht genügend Blut oder Plasma zur Verfügung stehen. Hierfür eignet sich auf Grund unserer klinischen und tierexperimentellen Untersuchungen ein Dextranpräparat mit einem mittleren Molekulargewicht von ca. 75000 am besten (Macrodex). Die früheren Einwände gegen Dextran (allergische Reaktionen, Blutgerinnungsstörungen) sind heute nicht mehr berechtigt, da das mittlere Molekulargewicht, die Molekulargewichtsverteilung und die Molekularstruktur, geändert wurden. Gelatinepräparate werden wegen ihres wesentlich kleineren Molekulargewichtes viel zu rasch ausgeschieden (nach 3 Std ca. 50%) und führen, wie wir mit unseren Untersuchungen an 150 Rekruten nachweisen konnten, ausnahmslos zu einer starken Diurese, während Macrodex und Plasma eine normale Urinausscheidung bewirkten.

Wie Havers zeigte, führen Haemaccelinfusionen außerdem zu einem Thrombocytenabfall, der evtl. als Ausdruck einer Plättchenaggregation gewertet werden muß (vgl. hierzu Schneider, dieses Symposium). Thorsén u. Hint konnten schon 1950 beweisen, daß Gelatinepräparate mit viel kleineren Molekulargewichten als Dextran zum sog. Sludge-Phänomen führen. Allerdings handelte es sich damals noch nicht um die sog. ,,modified fluid gelatine", doch liegen bis heute keine Arbeiten vor, welche die neuen Gelatinepräparate auf diesen Nachteil hin untersucht hätten.

Neben anderen beweisen unsere eigenen Versuche (Gruber u. Siegrist 1962), daß Macrodex im Gegensatz zur Gelatine einen langanhaltenden Volumeneffekt ausübt. Aus diesem Grunde scheint uns dieses Dextranpräparat auch für militärische Zwecke als der beste heute in Frage kommende Plasmaexpander, sind doch unter solchen Umständen manchmal Transportzeiten von 6—12 Std zu überbrücken. Nicht zuletzt spielen auch raum- und finanztechnische Erwägungen bei dieser Wahl eine Rolle. Tierexperimentelle Untersuchungen im hämorrhagischen (De Gaspero 1963) und Verbrennungsschock (Burri 1963) ergaben statistisch signifikant längere Überlebenszeiten nach Macrodex-Gabe verglichen mit Gelatineapplikation. Funktionsstörungen des reticuloendothelialen Systems konnten bisher weder nach Macrodex noch nach Gelatineinjektionen beobachtet werden (BURRI 1963). Als Versuchstiere dienten Mäuse, die mit Endotoxin (LD_{50}) belastet wurden.

Volumenuntersuchungen mittels der RIHSA-Volemetron-Methode an 60 Rekruten, bei denen nach Blutentnahme von 400 ml 500 ml Plasmaexpander infundiert wurden, haben gezeigt, daß auch Rheomacrodex 3 Std nach Infusionsbeginn noch einen gleich guten Volumeneffekt aufweist wie pasteurisierte Plasmaproteinlösung und Humantrockenplasma. Gelatine zeigte eine nur wenig bessere Wirkung als Ringerlösung, letztere wiederum war kaum wirksamer als keine Ersatztherapie. Auffallend war der starke initiale Volumeneffekt von Rheomacrodex sofort nach Infusionsende, der wahrscheinlich darauf beruht, daß Rheomacrodex in einer 10%igen Lösung verabreicht werden kann (GRUBER et al. 1963).

Unsere Resultate über die gute Verweildauer von Plasmapräparaten stehen im Widerspruch zu HUTCHISON (1960), der aus seinen Untersuchungen schloß, daß homologes Plasma sehr rasch ausgeschieden werde und nur autologes Plasma einen Volumeneffekt auszulösen vermöge. Er verwendete aber frisch hergestelltes Plasma, gewonnen durch einfaches Zentrifugieren von Vollblut. Bei der Aufarbeitung von frischem Plasma zu Konservenplasma werden gewisse permeabilitätsaktive Eigenschaften zerstört, was die überraschende Mitteilung von HUTCHISON erklären würde. Unsere Befunde werden gestützt durch SERKES (1962), der eine eindeutige Überlegenheit von Plasmakonserven gegenüber frischem Plasma in bezug auf Verlängerung der Überlebenszeit bei Ratten nach Tourniquetschock zeigen konnte.

Rheomacrodex ist immer dann indiziert, wenn zwischen Volumenverlust und Behandlungsbeginn längere Zeit verstrichen ist, das heißt, wenn bereits Störungen der Mikrozirkulation anzunehmen sind. Verkehrsunfälle, crush injuries usw. erhalten deshalb sofort bei Einweisung Rheomacrodex, bis getestetes Blut vorhanden ist. Dadurch wird eine sofortige starke Volumensubstitution und gleichzeitige Verbesserung der Mikrozirkulation durch Auflösung der Erythro- und Thrombocytenaggregation ermöglicht (flow improver!). Die weiteren Gaben richten sich nach dem klinischen Bild und der Nierenleistung. Weitere Indikationen für Rheomacrodex sind: Mesenterialinfarkt, angiographische Untersuchungen, Gefäßchirurgie, Fettembolien, Verbrennungen und plastische

Operationen. Sehr gute Erfolge werden auch nach Herzinfarkt, Hypothermie und nach Beimischung zum extrakorporellen Kreislauf beschrieben.

Literatur

Artz, C. P., Y. Saho and A. W. Bronwell: U.S. armed Forces med. J. **6**, 313 (1955).
Burri, C., D. de Gaspero, U. F. Gruber u. M. Allgöwer: Helv. chir. Acta. (im Druck)
Case, R. B., S. J. Sarnoff, P. E. Waithe and L. C. Sarnoff: J. Amer. med. Ass. **162**, 208 (1953).
De Gaspero, D., U. F. Gruber u. M. Allgöwer: in Vorbereitung.
Gibson, J. G., II, and C. W. Walter: Med. Clin. N. Amer. **44**, 1413 (1960).
Gruber, U. F., u. J. Siegrist: Langenbecks Arch. klin. Chir. **301**, 128 (1962).
— E. Gerber, S. Grass u. M. Allgöwer: in Vorbereitung.
Havers, L., I. v. Borgstede u. H. Breuer: Dtsch. med. Wschr. **87**, 730 (1962).
Hutchison, J. L.: J. Lab. clin. Med. **56**, 734 (1960).
Serkes, K. D., S. Lang and M. D. Pareira: Surg. Forum **13**, 12 (1962).
Thorsén, G., and H. Hint: Acta chir. scand. Suppl. **154** (1950).

Diskussionsbemerkung

zu Prof. Dr. M. Schneider, Köln, auf dem Symposion der Deutschen Gesellschaft für Anaesthesiologie, Januar 1963, in Frankfurt am Main-Höchst

Von Dr. med. H.-G. Lasch,

Privatdozent an der Medizinischen Universitätsklinik Heidelberg

Herr Prof. Schneider hat die Rolle der Mikrozirkulationsstörung in der Pathogenese des Schocks klar herausgestellt. In diesem Zusammenhang scheint es mir wichtig, darauf hinzuweisen, daß auch das Gerinnungssystem mit seinen hemmenden und fördernden Faktoren an dieser Mikrozirkulationsstörung mit "sludging" von Erythrocyten und Thrombocyten beteiligt ist. Bei jeder Form des Schocks findet man Veränderungen der Blutgerinnung. Eine vermehrte Gerinnbarkeit wird abgelöst von einer verminderten Gerinnungsvalenz. Die Hypercoagulabilität zeigt sich in einer oft extrem verkürzten Gerinnungszeit, die aus der Aktivierung der

Faktoren V und IX und aus dem Freiwerden von Thrombocytenlipiden resultiert. Ursache der Hypercoagulabilität ist ein vermehrter Prothrombin-turn-over in den Gebieten mit Kreislaufstagnation, also in der durch Mikrozirkulationsstörung hervorgerufenen prä- und postcapillären Stase. Ist das Gebiet der Stagnation des Blutes nur genügend groß, dann geht die lokale Hypercoagulabilität auch in die Gesamtbilanz des Gerinnungssystems ein. Aktivierung von Acceleratoren V und IX wie auch der Untergang von Plättchen im Rahmen einer viscösen Metamorphose (LÜSCHER) können auf die vermehrte Funktion von Thrombin im Blut zurückgeführt werden. Gewissermaßen läuft hier in vivo eine Reaktion ab, wie sie — allerdings quantitativ — in vitro den Gerinnungsvorgang startet und autokatalytisch zu Ende führt. In diesem Sinne sind wohl auch die Tierversuche von WESSLER zu verstehen, der durch Injektion von Serum, also geronnenem Blut, eine Hypercoagulabilität herstellt, die bei differenzierter Analyse etwa der vermehrten Gerinnbarkeit des Blutes im Schock entspricht.

Es ist in diesem Zusammenhang interessant, daß auch bei anderen klinischen Krankheitsbildern sludging und Hypercoagulabilität gemeinsam auftreten: alimentäre Fettbelastung, Fettembolie, Sichelzellanämie, Moschkowitz-Syndrom, Colisepsis, extreme Hypothermie. Es kann nicht gesagt werden, daß sludging und vermehrte Gerinnungsneigung nur in einer Richtung miteinander gekoppelt sind, da durch das sludging der Erythrocyten der lokale Prothrombinabbau gesteigert wird. Es ist sehr wahrscheinlich, daß die lokalen intravasalen Gerinnungsvorgänge über die Freisetzung von Thrombin auch durch Abspaltung von Fibrinmonomer Substanzen freisetzen, die sich auf die Oberflächen der Zellen anlagern, diese Zellen klebrig machen und so das sludging forcieren. In diesem Sinne sind vermehrte Gerinnungsneigung und Blutsludge gewissermaßen im „circulus vitiosus" rückgeschlossen.

Erreicht die Hypercoagulabilität einen kritischen Wert, dann kann es auch zur Mikrothrombosierung der peripheren Strombahn kommen. Aus der noch funktionellen Störung der Mikrozirkulation durch „sludging" ist dann ein auch anatomisch fixiertes Substrat in der Strombahn geworden. Die ubiquitäre intravasale Blutgerinnung führt ähnlich den Verhältnissen von gerinnendem Blut in vitro zum Verbrauch von Gerinnungsfaktoren, und die Hämostase bricht zusammen. Die nun auftretende Blutungsneigung ist als „Verbrauchscoagulopathie" aufzufassen.

Sieht man in diesen Gerinnungsvorgängen in der Blutbahn nicht nur ein Epiphänomen im Ablauf des Schocks, sondern in der terminalen Zirkulationsstörung einen wichtigen pathogenetischen Faktor in der Entwicklung des Schocks zur Irreversibilität hin, dann muß auch eine Lösung solcher Mikrozirkulationsstörungen die Schocksituation verbessern. Hierauf beruht ja der von Prof. SCHNEIDER angegebene Effekt der niedermolekularen Dextrane. Wir haben uns die Frage gestellt, ob in solchen Situationen des irreversiblen Schocks eine fibrinolytische Therapie in der Lage ist, die Mikrozirkulationsstörung zu beseitigen. Aus diesem Grund haben wir im Sinne von WIGGERS Katzen in den hämorrhagischen Schock gebracht. Bei typischer Anordnung der Experimente starben auch nach Retransfusion des Blutes die Tiere im irreversiblen Schock. Wurde vor der Retransfusion des Blutes eine Fibrinolysetherapie durchgeführt (Fibrinolysinstreptokinase), dann überlebten die Tiere. Wurde diese nun induzierte Fibrinolyse mit ε amino-Capronsäure gehemmt, dann starben die Tiere genauso in der irreversiblen Schocksituation wie die Kontrollgruppe. Dieser Befund weist darauf hin, daß die Substrate einer Fibrinolyse, also Fibrin, Fibrinmonomer und evtl. auch verklebte untergehende Thrombocyten mit in die Pathogenese der Schocksituation eingehen. Unsere experimentellen Ergebnisse wurden kürzlich von HARDEWAY am Walter-Reed-Hospital durch Hundeversuche weitgehend bestätigt.

Die Übertragung dieser tierexperimentellen Ergebnisse auf die Therapie des Schocks in der Klinik zeigte uns einige außerordentlich erfreuliche Ergebnisse. Bei Fällen, bei denen keine andere Therapie mehr einen Erfolg zeitigte, und wo eine ständig ansteigende Arterenoldosis im Sinne einer Indicatorfunktion die Insuffizienz des peripheren Gefäßsystems andeutete, brachte eine rechtzeitig durchgeführte Fibrinolysetherapie eine Reversibilität des Mechanismus zustande, ein Wiederansprechen auf kleine Dosen von vasopressorischen Aminen und insgesamt eine Stabilisierung des Kreislaufs. Einzelbeispiele wurden auf dem Internisten-Kongreß für Innere Medizin, München 1962, publiziert.

Zu bedenken bleibt, daß bei manchen Formen des Schocks eine gesteigerte Fibrinolyse spontan auftritt, die im Sinne der Hyperplasminämie durch Freisetzung von Polypeptiden Stoffe ins Blut

abgibt, die den Schock selbst auslösen oder perpetuieren können. Es ist also wichtig, die Indikation einer Fibrinolysetherapie ganz genau zu stellen. Unsere Kriterien sind:
1. Nicht mehr Ansprechen des Kreislaufsystems auf Arterenol, wobei die Arterenoldosis lediglich als Indicator gilt.
2. Thrombopenie.
3. Hypercoagulabilität.
4. Aktivierung von Acceleratorglubulin und Faktor IX.
5. Auch der Umschlag einer Hypercoagulabilität in eine Verbrauchscoagulopathie ist als absolute Indikation einer Fibrinolysetherapie anzusehen.

Bezieht man so das Blutgerinnungssystem mit seinen Faktoren und die Plättchen in ihrer Funktion in die kausalpathogenetische Betrachtung des Schocks ein, dann ergeben sich neue therapeutische Wege.

Literatur

LASCH, H. G.: Blutgerinnung im Schock. 7. Internat. Kongr. f. Inn. Med. 5.—8. Sept. 1962 in München, S. 447—456. Stuttgart: Thieme 1963.
— K. MECHELKE, E. NUSSER u. H. H. SESSNER: Fibrinolysetherapie im Schock. Experimentelle und klinische Ergebnisse, 5. Hamburger Symposion über Blutgerinnung, 26. Mai 1962, S. 237—242. Stuttgart: Schattauer.

Zur Verträglichkeit und über den Mechanismus renaler Effekte von Plasmaexpandern

Von D. P. MERTZ

Aus der Medizinischen Universitäts-Poliklinik Freiburg
(Direktor: Prof. Dr. H. SARRE)

Ebenso wie MOELLER (Dtsch. med. Wschr. 87, 726 (1962); Verh. 7. internationaler Kongreß für Innere Medizin, München 1962) machten wir mit Haemaccel günstige klinische Erfahrungen. Die Verträglichkeit von Haemaccel war in all unseren Fällen einwandfrei. Allergische oder toxische Nebenwirkungen wurden weder bei nierengesunden noch bei nierenkranken Personen beobachtet. Auch bei wiederholter Applikation fanden sich keine nachteiligen Nebenwirkungen auf die Leberfunktion, das Harnsediment und das hämatopoetische System. Anhaltspunkte für nephrotoxische Eigenschaften, beispielsweise im Sinne einer ,,Gelatin-Nephrosis" (O. K. SKINSNES: Surg. Gynec. Obstet. **85**, 563 (1947)), ließen sich aus unseren Ergebnissen in keiner Weise ableiten. Im Gegenteil wird die Nierenhämodynamik unter der Wirkung einer i. v. Infusion von 3,0—9,0 ml/kg KG (innerhalb von 20 min) einer 3,5%igen Haemaccel-Lösung gefördert (D. P. MERTZ: Arzneimittelforschung **12**, 489 (1962)). Bei 14 erwachsenen Versuchspersonen mit und ohne Nierenfunktionsstörungen fanden wir eine Zunahme der renalen Inulin- und PAH-Clearance im Mittel um 21,6 bzw. 23,3% gegenüber den Ausgangswerten. Das Harnminutenvolumen nahm durchschnittlich um 34,6% zu. Alle diese Änderungen sind statistisch gesichert. Während der Änderungen der Nierenhämodynamik sind die errechneten renalen Gefäßwiderstände vermindert. Besonders ausgeprägt ist die Zuwachsrate der Inulin- und PAH-Clearance sowie des Harnzeitvolumens bei Patienten mit nephrotischem Syndrom, wo wir Steigerungen der betreffenden Werte bis über 80% fanden.

Die Frage nach dem Mechanismus der renalen Antwort auf die Infusion eines leicht hyperonkotischen Plasmaexpanders ist komplex und mit unseren heutigen Kenntnissen in der Nierenphysiologie und der Physiologie des Wasserhaushaltes nicht lückenlos zu beantworten (s. D. P. MERTZ: Die extracelluläre Flüssigkeit (Biochemie und Klinik). Stuttgart: Thieme 1962). Gleichzeitig mit einer Zunahme des Harnminutenvolumens vermindert sich unter der Wirkung von Haemaccel die Clearance von osmotisch freiem Wasser, wohingegen die osmolare Clearance durchschnittlich um 46,8% gegenüber den Kontrollen hochsignifikant ansteigt. Die Plasmaosmolarität ist im Mittel um 6,1% signifikant herabgesetzt. Nach Untersuchungen von VERNEY (Proc. roy. Soc. B **135**, 25 (1947)) über die Osmoregulation und den Befunden von GAUER u. HENRY (Klin. Wschr. **34**, 356 (1956)) über die Volumenregulation müßte man auf Grund einer Abnahme der Serumosmolarität bzw. einer Zunahme des zentralen Blutvolumens eine Herabsetzung der ADH-Sekretion aus dem Hypophysenhinterlappen erwarten. Wir stellten jedoch eine Abnahme der Clearance von osmotisch freiem Wasser fest, was im allgemeinen als Ausdruck einer gesteigerten ADH-

Aktivität am Nephron anzusehen ist. Es scheint, daß die Diurese durch Überwiegen einer vermehrten glomerulären Filtration über eine leicht gesteigerte tubuläre Rückgewinnung von osmotisch freiem Wasser zustande kommt. Infolge einer Zunahme der Filtratmenge wird den distalen Abschnitten des Nephrons mehr Intermediärharn angeboten, als osmotisch freies Wasser vermehrt ins hypertonische Interstitium des Nierenmarks abströmt. Auf eine erhöhte glomeruläre Filtratmenge dürfte letztlich auch die Zunahme der Clearance von osmotisch aktivem Material zurückzuführen sein. Im einzelnen fanden wir eine Steigerung der renalen Natrium- und Calciumausscheidung von durchschnittlich 36 bzw. 125%. Im Vergleich dazu änderten sich die renale Eliminierung von Kalium sowie die Serumkonzentrationen von Natrium, Kalium und Calcium nicht signifikant.

Die zum Teil paradoxen Reaktionen am Mechanismus der Harnkonzentrierung lassen sich mit dem Konzept der bekannten Reglersysteme im Wasser- und Salzhaushalt nicht völlig erklären. Sicherlich ist eine durch Vergrößerung der zirkulierenden Blutmenge hervorgerufene renale Reaktion nicht nur als Ergebnis einer Volumen- oder auch Osmoregulation anzusehen, sondern auch dem Einfluß von Viscositätsänderungen, einer Verdünnung zirkulierender Hormone und vielleicht einer Zufuhr von vasoaktivem Material ausgesetzt. PEARCE (Brit. Heart. J. 23, 66 (1961)) nahm die Existenz interstitieller Receptoren an. In diesem Zusammenhang sind neuere Untersuchungen von SONNENBERG u. PEARCE (Amer. J. Physiol. 203, 344 (1962)) erwähnenswert. Die Autoren dehnten den intra- und extravasculären Anteil des extracellulären Flüssigkeitsvolumens von normalen, gedursteten und mit physiologischer Kochsalzlösung gewässerten narkotisierten Hunden mit präpariertem Blut (gewaschene Erythrocyten, die in einer 6% Rinderalbumin enthaltenden Locke-Lösung suspendiert waren) aus. Dabei änderte sich der osmotische Druck des Plasmas nicht, und es wurde auch nachweislich kein Histamin freigesetzt. Der Reiz für die renale Reaktion mußte demnach das gesamte extracelluläre Flüssigkeitsvolumen einschließen. Bei vorgewässerten Tieren war der diuretische und natriuretische Effekt auf die Infusion signifikant größer als bei Hunden mit normalen Verhältnissen im Körperflüssigkeitshaushalt, wohingegen die Wirkungen bei Dehydratation signifikant kleiner waren. In allen drei Gruppen erzeugte die Infusion eine vergleichbare Zunahme des intravasculären Volumens. Änderungen der Blutviscosität, der Plasmaosmolarität oder der Plasmaproteinzusammensetzung konnten für das unterschiedliche Ausmaß der renalen Reaktionen in den Experimenten nicht verantwortlich gemacht werden. PEARCE nahm daher an, daß das extravasculäre Flüssigkeitsvolumen einen renalen Volumenreflex auf eine Vergrößerung des Blutvolumens im Sinne einer Verstärkung des diuretischen und natriuretischen Effektes beeinflußt. Er postuliert damit eine homoiostatische Aufgabe von möglicherweise vorhandenen interstitiellen Receptoren bei der Aufrechterhaltung des Salz- und Wassergehaltes des Organismus.

Unter Berufung auf das Konzept eines ,,offenen Systems" (v. BERTALANFFY 1940) liegt jedoch die Annahme nahe, daß Veränderungen im Körperflüssigkeits- und Salzhaushalt intravasculär, d. h. an der Stelle der größten Effektivität für die Receptoren überwacht werden. Nach eigenen Untersuchungen (s. D. P. MERTZ: Die extracelluläre Flüssigkeit. Biochemie und Klinik, 1962) sind vielleicht vorhandene periphere (interstitielle) Receptoren für die Gesamtvolumenregulation nicht erforderlich. Ihnen kann höchstens eine lokale Kontrollfunktion zufallen. Wir glauben vielmehr, daß das interstitielle Flüssigkeitsvolumen im wesentlichen indirekt reguliert wird, wobei als Steuerungsfaktoren hämomechanische und lymphzirkulatorische Momente, kolloidosmotischer Druck, Permeabilitätsverhältnisse und hormonelle Einflüsse zu nennen sind.

Die beobachteten Veränderungen der Nierenfunktion sind vergleichbar mit denen, die durch leicht hyperonkotische Plasmainfusionen hervorgerufen werden. Sie sind jedoch mit der von SONNENBERG u. PEARCE (1962) vertretenen Anschauung nicht zu vereinbaren, wonach die Intensität volumenregulatorischer Effekte durch hypothetische interstitielle Receptoren moduliert werden soll. Nach der These von PEARCE müßte die Clearance von osmotisch freiem Wasser entsprechend der durch die Infusion von Haemaccel bedingten Ausdehnung des Blutvolumens in jedem Fall zunehmen; aber gerade das Gegenteil davon tritt auf.

Eine sinnvolle Interpretation der renalen Reaktionen auf eine Zufuhr von Haemaccel kann nur gegeben werden, wenn man das Verhalten der Nierenmarkdurchblutung, die allein tierexperimentell gemessen werden kann, in die Diskussion mit einbezieht. Nach THURAU u. DEETJEN (1962) kann sich die Clearance von osmotisch freiem Wasser auch ohne Änderung der relativen ADH-Aktivität am Nephron infolge von Schwankungen der Nierenmarkdurchblutung ändern. Es ist durchaus möglich, daß es während der Infusion von leicht hyperonkotischen (jedenfalls nicht genau isoonkotischen) Lösungen zu Änderungen der Nierenmarkdurchblutung kommt. Zu dieser Frage liegen noch keine Literaturbefunde vor. Vielleicht können tierexperimentelle Untersuchungen, die eine Direktmessung der Nierenmarkdurchblutung unter dem Einfluß von Lösungen mit unterschiedlichem onkotischem Druck zum Gegenstand haben, die hier angeschnittenen Probleme lösen helfen.

Schock, Säure-Basen-Haushalt und Plasmaexpander

Von W. E. ZIMMERMANN

Aus der Chirurgischen Universitätsklinik Freiburg i. Br.
(Direktor: Prof. Dr. H. KRAUSS)

Durch die Untersuchungen von GELIN, M. SCHNEIDER, KNISELY u. a. über die Veränderungen der Mikrozirkulation im Schock wurde die entscheidende und aktuelle Frage nach der Korrelation von hämodynamischen und biochemischen Faktoren im Schock erneut aufgeworfen. An Hand von eigenen tierexperimentellen Untersuchungen wird deshalb dargelegt, daß für die Definition des Schocks und dessen Beurteilung die Abnahme des Standardbikarbonates (Alkalireserve), also das Ausmaß einer metabolischen Acidose, und die Größe der eingegangenen Sauerstoffschuld pro Kilogramm Körpergewicht die wichtigsten Faktoren darstellen, und daß die Blutdruckveränderungen lediglich deskriptiven Charakter haben.

Die dargelegten tierexperimentellen (Ratte, Katze) und klinischen Untersuchungen werden beim hämorrhagischen, traumatischen und beim Verbrennungsschock (ausgedehnte Oberflächenverbrennungen, Verbrühungen und Starkstromverletzungen) sowie beim Tornequet- und Witte-Pepton-Schock durchgeführt und deren Ergebnisse verglichen. Die Untersuchungen umfassen 1.) die simultane Registrierung des Säure-Basen-Haushaltes, der Konzentration der art. Blutgase, der Milch- und Brenztraubensäure, die zur Berechnung der Hypoxidose dienen, der Elektrolyte im art. Blut, der Ventilation, der Blutdruckveränderungen, des Adrenalingehaltes im Plasma, 2.) die Ergebnisse der Elektrophorese, der Diurese und des Urin-p_H-Wertes, sowie 3.) die Therapie mit anorganischen ($NaHCO_3$) und organischen [Trispuffer oder THAM, $(CH_2OH)_3C \cdot NH_2$] „Puffersubstanzen", den Plasmaexpandern Periston-N, Macrodex, Rheomacrodex, Haemaccel und zahlreichen im Handel befindlichen Infusionslösungen.

Sowohl tierexperimentell als auch klinisch finden sich bei Eintreten des Schockzustandes und insbesondere im irreversiblen Schock dieselben Stoffwechselveränderungen ab einer Sauerstoffschuld von 125 ml/kg KG. Sie sind gekennzeichnet durch eine rasch zunehmende metabolische Acidose bei einer Organ- und generalisierten Hypoxidose. Das Ausmaß der Hypoxie wird mit Hilfe der Veränderungen des Milchsäuredehydrogenasesystems (LDH-System) und der Reduktion des DPN-Systems bestimmt. Durch die eingegangene Sauerstoffschuld wird ein Anstieg des art. Blutmilchsäurespiegels um das 30fache festgestellt, der auffallenderweise mit einer etwa gleich großen Steigerung des Plasmaadrenalinspiegels parallel läuft. Es wird gezeigt, daß im Stadium des irreversiblen Schocks die Catecholamine keinen Effekt mehr auf das Herz- und Kreislaufsystem ausüben und dessen Minderung im engen Zusammenhang mit der Wasserstoffionenkonzentration bzw. einer nicht kompensierten metabolischen Acidose steht. Auch wird demonstriert, daß die Nierendurchblutung unabhängig vom Blutdruck bei einem p_H von 7,25 auf ein Drittel des Normalen zurückgeht und die Diurese sistiert.

Da die Konzentration der art. Blutgase — insbesondere Sauerstoffsättigung und -spannung — im Normbereich liegt und meist eine Hyperventilation mit erniedrigter Kohlensäurespannung besteht, ist die nachgewiesene Hypoxidose als Folge von Veränderungen der Mikrozirkulation aufzufassen, wie sie durch eine zunehmende Thrombocyten- und Erythrocytenaggregation mit Stagnation und Stase in ausgedehnten Gewebsbezirken gegeben sind. Der Berührungspunkt von zirkulatorischem und metabolischem Geschehen liegt dabei in der Beeinträchtigung des Sauerstofftransportes in den Geweben infolge des herabgesetzten Stromzeitvolumens. Durch die gleichzeitige Registrierung der oben angeführten Größen, insbesondere der elektrophoretischen Veränderungen, der Elektrolyte, von Hämatokrit und Thrombocyten, des Rest-N, von Erythrocyten und Hb-Gehalt wird aufgezeigt, daß neben den Veränderungen des Kohlenhydratstoffwechsels, vor allem der Lactatacidose, die meist schon durch die initiale sympathicoadrenergische Wirkung eingeleitet wird, die Veränderungen des Eiweißstoffwechsels infolge des Hyperkatabolismus die Aggregation der Blutzellen begünstigen können.

Als Folge des Hyperkatabolismus findet sich ein Um- und Abbau der Proteine. Die großen Proteinmoleküle, vor allem die α_2- und β-Globuline und das Fibrinogen werden auf Kosten der Albumine vermehrt. Die dadurch gesteigerte Viscosität des Plasmas und verminderte Suspensionsstabilität des Blutes beeinflußt wesentlich die Fließeigenschaften insbesondere im Bereich der Arteriolen und postcapillären Venolen im Sinne des „blood sludge". Die gleichzeitig freigesetzte Thrombokinase und das vermehrt anfallende ADP (BORN) können dabei die Neigung zur Thrombocyten- und Erythrocytenaggregation entscheidend begünstigen. Die dabei auftretende Stagnation und Stase wird durch die nicht kompensierte metabolische Acidose bzw. durch die dadurch bedingte Gefäßdilatation sehr ungünstig beeinflußt.

Mit zunehmendem Sauerstoffmangel bzw. Anstieg der metabolischen Acidose als Ausdruck einer vorwiegend anaeroben Glykolyse kommt es zum Zusammenbruch der Energiebildung mit Abbau von energiereichen Phosphaten. So findet sich mit zunehmender Acidose ein Anstieg des Phosphatspiegels im Blut. Eine nicht kompensierte metabolische oder respiratorische Acidose führt zu einer Transmineralisation und bedeutet zusammen mit dem ATP-Verlust eine Depolarisation der Zellen. So wird einerseits durch den Verlust an energiereichen Phosphaten das Verhältnis zwischen der intracellulären (K_i) und extracellulären (K_e) Kaliumionenkonzentration $\left(V = 58{,}5 \times \log \dfrac{K_i \,(105 \text{ mval})}{K_e \,(5 \text{ mval})} \right)$ empfindlich gestört, da erhebliche Energieansprüche bestehen, um das Potential der Membran, die eine Funktion dieses Verhältnisses ist, aufrechtzuerhalten. Andererseits bedeutet die zunehmende Wasserstoffionenkonzentration eine wesentliche Störung für die Homöostase und damit Repolarisation der Zellen, da neben dem Betriebsstoff auch die Voraussetzung für die Kalium- und Natriumpumpen fehlt.

Am Beispiel von DPN bzw. durch genaue Untersuchungen des LDH-Systems (Milchsäuredehydrogenasesystem) wird demonstriert, daß bereits eine geringe Hypoxidose oder Durchblutungsstörung genügt, um die Enzyme, die alle zur physiologischen Aktivität notwendigen Reaktionen steuern, aus ihren Strukturen zu lockern und sie diffusibel zu machen, so daß dadurch schwerste Stoffwechselstörungen entstehen. Die Empfindlichkeit der Enzyme gegenüber Veränderungen der Wasserstoffionenkonzentration wird dabei besonders hervorgehoben und der günstige Effekt eines milliäquivalenten Ausgleichs der Wasserstoffionenkonzentration durch tierexperimentelle und klinische Untersuchungen unterstrichen. Diese Untersuchungsergebnisse sind für eine zweckentsprechende Therapie ausgenützt worden. Dabei konnte dargelegt werden, daß gegenüber den zahlreichen im Handel befindlichen Plasmaexpandern, Infusionslösungen (Elektrolyt- und Glucoselösungen) und selbst gegenüber Bluttransfusionen den niedermolekularen Dextranen als Transportmittel für die therapeutisch eingesetzten „Puffer" die größte Bedeutung zukommt. Dieser Vorteil wird in der Wiederherstellung der Viscosität des Plasmas, der Suspensionsstabilität und der Fließeigenschaften des Blutes gesehen. Die Beeinflussung des irreversiblen Schocks und der Wiederanstieg des Blutdruckes werden jedoch allein der Normalisierung der Wasserstoffionenkonzentration mit Hilfe des verwendeten anorganischen „Puffers" Natrium bicarbonicum (Na HCO_3) und des organischen „Aminpuffers" Trishydroxymethylaminomethan [THAM oder Trispuffer, $(CH_2OH)_3C \cdot NH_2$] zugeschrieben. Durch mehrere Versuche wird demonstriert, daß dadurch die Ansprechbarkeit des Herz- und Kreislaufsystems auf die vermehrt ausgeschütteten Catecholamine erhalten bleibt, und das Stadium des irreversiblen Schocks nicht mehr auftritt. Während ein milliäquivalenter Ausgleich der im Schock stets nachzuweisenden metabolischen Acidose mit Natriumbicarbonat einen etwas stärkeren blutdrucksteigernden Effekt gegenüber THAM zeitigt, kann gezeigt werden, daß THAM neben seiner diuresesteigernden Wirkung (die dreifach so intensiv ist wie bei 10% Manitol) und Vermeidung von Ödemen, insbesondere des Lungenödems, eine sehr günstige Wirkung auf das Milchsäuredehydrogenasesystem und damit auf DPN bzw. auf die Atmungskettenphosphorylisierung hat. Der energiefordernde Prozeß der Repolarisation der Zellen wird dadurch wieder ermöglicht und eine physiologische Wasserstoffionenkonzentration garantiert, die eine wichtige Voraussetzung für die Homöostase und die Aufrechterhaltung der Konzentration der Zellenzyme und deren 40000fachen höheren Bindung an die mitochondrialen Zellstrukturen ist. Die Bedeutung der initialen sympathicoadrenergischen Wirkung für das Schockgeschehen wird mittels eines Adrenalinschocks und dessen gleichartiger Auswirkung auf den Säure-Basen-Haushalt und den Zellstoffwechsel bis zum irreversiblen Schockstadium demonstriert und dargelegt, daß durch Normalisierung der Wasserstoffionenkonzentration mit Hilfe von Rheomacrodex und THAM die Tiere überleben. Mit dieser Therapie werden gegenüber der Infusionstherapie mit anderen Plasmaexpandern (Haemaccel) und Elektrolytlösungen wesentlich bessere Ergebnisse erzielt, die auch im Vergleich zu dem Inhibitor Trasylol um 100% höher liegen. Als Mittel der Wahl zur therapeutischen Beeinflussung des irreversiblen Schockzustandes wird deshalb die Wiederherstellung der Fließeigenschaften des Blutes und die Wiederherstellung einer physiologischen Wasserstoffionenkonzentration mit den Puffersubstanzen, vor allem dem auch intracellulär (30%) wirkenden THAM, in Kombination mit ATP und Sauerstoff angestrebt.

Diese Erkenntnisse werden bereits in der Klinik angewendet und bewähren sich bei Schock und schwerer Verbrennung. Als Infusionsschema bei Verbrennungen über 50% werden nach Berechnung der Gesamtmenge (EVANS) 2000 ml Rheomacrodex mit Trispufferzusatz als 0,3 M Lösung, d. h., 36 g THAM auf 1 l Rheomacrodex, 2000 cm³ 4%iges Na-Bicarbonat, 2000 cm³ Elektrolyt- und Glucoselösung und 2000 cm³ Plasma und Blut verabreicht, davon zwei Drittel in den ersten 8 Std. Die Menge der „Puffer" wird nach SINGER und HASTINGS oder MELLEMGAARD und ASTRUP berechnet:

für $NaHCO_3$ mval $NaHCO_3$ = Basenüberschuß (Stand-Bik.)
$$\times\ 0,3\ \times\ kg\ KG$$

für THAM mval THAM = $\dfrac{\text{Basenüberschuß}}{0,74} \times 0,3 \times kg\ KG$

$\times$ 1 Blut.

An Hand von einschlägigen klinischen Fällen wird demonstriert, daß durch die Normalisierung des Säure-Basen-Haushaltes und die Verwendung von niedermolekularen Dextranen nicht nur der irreversible Schockzustand günstig beeinflußt wird, sondern auch die Resistenzminderung vermieden und eine rasche Wundheilung und Epithelisierung durch Besserung der Mikrozirkulation erreicht wird. Bei einer Oberflächenverbrennung von 65% werden sämtliche bereits erwähnten Untersuchungsergebnisse der art. Blutgase, des Säure-Basen-Haushaltes usw. aufgezeigt, der Effekt einer günstigen Beeinflussung der Diurese im Schock demonstriert, und der Beweis für eine rasche Abheilung der Verbrennungswunden erbracht. Dabei ist hervorzuheben, daß bereits abgeheilte zweitgradige Verbrennungen am 30. Tag zur Deckung der drittgradigen verwendet werden können, so daß am 50. Tag nach dem Unfall eine vollständige Epithelisierung vorliegt und die Patientin nach 3 Monaten die Klinik verlassen kann, ohne daß eine Bewegungseinschränkung der Gelenke oder stärkere Kelloidbildung vorliegt. Die günstige Wirkung bei der Wundbehandlung mit Kollagenase, einem aus Clostridium hystolyticum gewonnenen und spezifisch das Kollagen abbauende Enzym, ist u. a. der Aktivierung dieses Fermentes durch Calciumionen und der Stabilität des optimalen p_H-Wertes mit Hilfe von Trispuffer zuzuschreiben.

Können moderne Plasmavolumenexpander die Ergebnisse der serologischen Untersuchungen vor Bluttransfusionen stören?

Von Prof. Dr. W. SPIELMANN

Vom Blutspendedienst der Universität Frankfurt am Main

Solange es Plasmaexpander gibt, wird immer wieder die Meinung vertreten, daß nach deren Infusion Blutgruppenbestimmungen und Kreuzproben beim Patienten erschwert oder gar unmöglich werden. Wir haben deshalb einige der heute üblichen Plasmaexpander auf die mögliche Beeinflussung serologischer Reaktionen untersucht, soweit sie vor der Transfusion notwendig sind. Dabei stellten wir fest, daß unter Standardbedingungen nicht einmal das heute handelsübliche Periston und Macrodex, geschweige denn die relativ niedermolekularen Präparate Periston-N und Rheomacrodex in irgendeiner Weise die serologischen Reaktionen stören. Um überhaupt pseudoagglutinierende Eigenschaften dieser Präparate nachweisen und miteinander vergleichen zu können, haben wir eine Methode entwickelt, bei welcher sämtliche Faktoren, die die Pseudoagglutination begünstigen und daher in der serologischen Technik verpönt sind, bewußt eingebaut wurden. Das Prinzip dieser Technik besteht darin, daß dichte Erythrocytenaufschwemmungen im eigenen Serum mit Plasmaexpander oder Gemischen von Serum und Plasmaexpander unter Verzicht auf jedes Suspensionsmedium inkubiert wurden. Die Ablesung wird auf Objektträgern unter Rollbewegungen durchgeführt. Unter diesen Bedingungen ergeben selbst frische Normalseren im Durchschnitt eine schwache bis mittelstarke Pseudoagglutination. Diese wird durch Zusatz von Haemaccel in verschiedenen Mischungsverhältnissen nicht verstärkt, durch Rheomacrodex sogar abgeschwächt. Ein großer Teil der Seren von Schockpatienten weist von vornherein nach dieser Technik recht kräftige Pseudoagglutinationen auf, die durch Plasmavolumenexpander der verschiedensten Art niemals verstärkt, sondern bei hohen Plasmaexpanderdosen sogar regelmäßig abgeschwächt wurden. Unter diesen Versuchsbedingungen nimmt das Haemaccel eine Mittelstellung ein zwischen den typischen niedermolekularen Plasmaexpandern Rheomacrodex und Periston-N einerseits und den klassischen Präparaten Periston und Macrodex anderseits. Wie aus weiteren Untersuchungen hervorgeht, wird die Empfindlichkeit der spezifischen Agglutination durch Zusätze der vorher erwähnten Plasmaexpander nicht herabgesetzt, sowohl der Titer als auch die Stärke der Agglutinate in den einzelnen Stufen wie auch die Avidität, d. h. die Schnelligkeit des Auftretens der Agglutinate, waren innerhalb der Fehlergrenze gleich.

Obgleich auf Grund dieser in vitro-Versuche schon eine Beeinflussung der serologischen Ergebnisse nicht zu erwarten war, haben wir dennoch mit einem Präparat, nämlich Haemaccel, die in vivo-Verhältnisse überprüft. Diese Gelegenheit ergab sich, als in der Universitäts-Frauenklinik Frankfurt am Main kürzlich das Haemaccel im größeren Maßstab eingeführt wurde. Da über diese Versuchsergebnisse von RIEMANN, GRAF, SPIELMANN und WAGNER berichtet wird (Münch. med. Wschr. **105**, 725 (1963)), möchte ich hier nur aus der Zusammenfassung hinsichtlich der serologischen

Verträglichkeit bemerken, daß auch nach ausgiebigen Haemaccelgaben zu verschiedenen Zeiten entnommene Blutproben in keinem Fall eine stärkere Tendenz zur Geldrollenbildung aufweisen, als die vor der Haemaccelgabe entnommene Kontrolle. Daraus ergibt sich für die Praxis die Konsequenz, daß zwar im Hinblick auf die immer möglichen, primär aus Patientenserum gebundenen pseudoagglutinierenden Eigenschaften in jedem Fall serologische Methoden anzuwenden sind, die diese Störung erkennen und überwinden lassen.

Die Behauptung, eine vorherige Plasmaexpandergabe habe die Blutgruppenbestimmung unmöglich gemacht und damit zu einem hämolytischen Zwischenfall geführt, muß aber als unbegründete Ausrede bewertet werden.

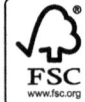

MIX
Papier aus verantwortungsvollen Quellen
Paper from responsible sources
FSC® C105338

If you have any concerns about our products,
you can contact us on
ProductSafety@springernature.com

In case Publisher is established outside the EU,
the EU authorized representative is:
**Springer Nature Customer Service Center GmbH
Europaplatz 3, 69115 Heidelberg, Germany**

Printed by Libri Plureos GmbH
in Hamburg, Germany